Correct gebruik van kruidenantibiotica als natuurlijk alternatief

Gebruik antibiotische en antivirale geneeskrachtige planten uit de natuur, maak gemakkelijk uw eigen antibioticum

©2023, Evelyn Schneider-Mark

Uitgever: Expertengruppe Verlag

De inhoud van dit boek is met de grootste zorg samengesteld. Voor de juistheid, volledigheid en actualiteit van de inhoud kan echter niet worden ingestaan. De inhoud van het boek vertegenwoordigt de persoonlijke ervaring en mening van de auteur. Er wordt geen wettelijke verantwoordelijkheid of aansprakelijkheid aanvaard voor schade veroorzaakt door contraproductieve oefeningen of fouten van de lezer. Evenmin kan enige garantie op succes worden gegeven. De auteur aanvaardt dan ook geen aansprakelijkheid voor het mislukken van de in het boek beschreven methoden.

Alle hier gepresenteerde inhoud is derhalve uitsluitend bestemd voor neutrale informatiedoeleinden. Zij vormen geen aanbeveling of promotie van de beschreven of vermelde methoden. Dit boek maakt geen aanspraak op volledigheid, noch kan de actualiteit en juistheid van de hier gepresenteerde informatie worden gegarandeerd. Dit boek vervangt geenszins het professionele advies en de zorg van een arts. De auteur en de uitgevers aanvaarden geen aansprakelijkheid voor enig ongemak of schade als gevolg van het gebruik van de hier gepresenteerde informatie.

Correct gebruik van kruidenantibiotica als natuurlijk alternatief

Gebruik antibiotische en antivirale geneeskrachtige planten uit de natuur, maak gemakkelijk uw eigen antibioticum

Uitgever: Expertengruppe Verlag

INHOUDSOPGAVE

Inhoudsopgave 3
Over de auteur 6
Voorwoord 8
De geschiedenis van natuurlijke antibiotica 14
    In harmonie met de natuur 14
    Natuurlijke antibiotica - een lange traditie 16
    De uitvinding van het huidige antibioticum 22
    De gevaren van farmaceutische antibiotica 25
    Terug naar de kracht van de natuur 26
    De laatste studies onderzoeken de tradities 27
    Het geheim zit hem in de combinatie 29
Plant in plaats van pil: Natuurlijke antibiotica 30
    Het effect van antibiotica 32
    Farmaceutische antibiotica: Herstel betekent niet altijd gezond 36
        Antibioticaresistentie - de vloek van het farmaceutische wondermiddel 39
        Het juiste gebruik van farmaceutische antibiotica 44
    Natuurlijke antibiotica als alternatief en aanvulling 48

Waar zijn natuurlijke antibiotica van gemaakt?...........51

Natuurlijke antibiotica zijn geen wondermiddel...........54

Wetenschappelijke studies en onderzoekers bevestigen de oude tradities...........56

Voor welke ziekten kunnen natuurlijke antibiotica worden gebruikt?...........60

Productie en dosering van natuurlijke antibiotica........64

Correct gebruik door bewuste omgang met natuurlijke antibiotica...........68

Geneeskrachtige planten zijn ook onderworpen aan wettelijke richtlijnen...........72

Natuurlijke antibiotica - overzicht...........74

Natuurlijke antibiotica - Voorzichtig...........77

Het praktische gebruik van natuurlijke antibiotica...........81

   Knoflook - De wonderbol...........82

      De ingrediënten van knoflook...........85

      Het effect van knoflook...........86

      Risico's en bijwerkingen van knoflook...........89

      Het gebruik van knoflook...........90

      Knoflook in het medicijnkastje - recepten...........92

      Knoflook als bereiding...........96

   Tijm - meer dan een lekker kruid...........97

De ingrediënten van tijm 100

Het effect van tijm 101

Risico's en bijwerkingen van tijm 105

Het gebruik van tijm 107

Tijm als huismiddel - Recepten.................................110

Kurkuma - de gele wortel met magische krachten 114

De ingrediënten van kurkuma 118

Het effect van kurkuma 119

Risico's en bijwerkingen van kurkuma......................122

Het gebruik van kurkuma 124

Kurkuma als huismiddel - Recepten 129

Natuurlijk antibioticum als huismiddeltje - recept.......138

Conclusie..143

Vond je mijn boek goed?..148

Referenties 149

Boek aanbevelingen 157

Afdruk 163

OVER DE AUTEUR

Evelyn Schneider-Mark woont met haar man Lutz op een oude boerderij in het prachtige Rijnland.

Sinds zij meer dan 30 jaar geleden een opleiding tot niet-medicus volgde en vervolgens psychologie studeerde, houdt zij zich bezig met marginale medische, psychologische, spirituele en esoterische onderwerpen die vaak voor de massa verborgen blijven, maar wetenschappelijk algemeen aanvaard zijn. Als docente geeft zij deze kennis niet alleen door aan haar leerlingen en studenten, maar richt zij zich ook tot de brede massa in Duitsland in het kader van diverse publicaties.

In haar boeken is zij vooral geïnteresseerd in onderwerpen waarvan de positieve effecten niet alleen grotendeels onbekend zijn, maar waarbij zij ook haar eigen ervaringen kan inbrengen. Elk van haar publicaties is daarom niet alleen gebaseerd op de onmisbare wetenschappelijke fundamenten, maar ook op zeer persoonlijke ervaringen en inzichten. Het resultaat zijn niet alleen zuiver feitelijke verhandelingen, maar praktische gidsen met brede kennis en bruikbare adviezen die gemakkelijk te begrijpen en toe te passen zijn.

Zo creëert Evelyn Schneider-Mark vlot leesbare werken die de lezer in een ontspannen en aangename sfeer inzicht geven in onderwerpen waar de meeste mensen weinig vanaf weten, maar waar ieder individu veel baat bij kan hebben.

VOORWOORD

Tijdens ons leven worden we voortdurend blootgesteld aan allerlei invloeden van buitenaf. Steeds weer komen we in contact met bacteriën, schimmels, virussen en andere micro-organismen. Terwijl we sommige daarvan nodig hebben om te overleven of er weinig last van hebben, kunnen andere ons ziek maken. Ons immuunsysteem verdedigt ons tegen deze ziekteverwekkers en voorkomt infecties en andere kwalen. Soms kan ons immuunsysteem het echter niet alleen en moeten we het ondersteunen. Vaak nemen we dan onze toevlucht tot antibiotica.

De ontdekking van penicilline en de ontwikkeling van andere antibiotica betekende een revolutie in de geneeskunde in de strijd tegen vele levensbedreigende ziekten en epidemieën. Sindsdien lijkt elke bacteriële infectieziekte behandelbaar. De meesten van ons weten het: als we ziek worden, een infectie bestrijden en zo snel mogelijk willen herstellen, grijpen we gemakkelijk naar het antibioticum.

Maar sinds enige tijd heeft de reputatie van antibiotica te lijden. Dat komt omdat het gebruik van farmaceutische antibiotica veel minder nuttig is dan gedacht. De meestal chemisch geproduceerde geneesmiddelen van tegenwoordig verzwakken ons immuunsysteem en brengen veel bijwerkingen met zich mee. Ze kunnen alleen bacteriële infecties bestrijden en staan machteloos tegenover virussen en schimmels. Als we bedenken dat een groot deel van de verkoudheden door virussen wordt veroorzaakt, beperkt dit hun werkingsspectrum aanzienlijk. Bovendien houden ze het risico in dat de gevaarlijke ziekteverwekkers resistent worden. Ze kunnen ons dan niet meer verdedigen tegen de bacteriën en blijven ineffectief. Hoe kunnen we dit vermijden en toch gezond worden?

Een mogelijke oplossing is het gebruik van natuurlijke alternatieven. Het gebruik van geneeskrachtige planten en natuurlijke antibiotica is een traditie sinds het begin van de mensheid en is nog steeds te vinden in alle culturen van de wereld. Met de ontdekking van penicilline verdwenen veel natuurlijke geneeswijzen echter steeds meer uit de geneeskunde. Het lijkt dus niet meer dan logisch om terug te keren naar de kennis van onze voorouders, verzameld gedurende duizenden jaren, en te vertrouwen op de natuur. Want de natuur biedt talloze opwindende alternatieven voor chemische geneesmiddelen. Natuurlijke antibiotica werken niet alleen tegen bacteriën, maar kunnen ook effectief zijn tegen virussen, schimmels en andere ziekteverwekkers. In plaats van onze darmflora te belasten zoals farmaceutische antibiotica, bevorderen ze een gezonde spijsvertering. Ze voorzien ons van waardevolle stoffen zoals vitaminen, sporenelementen en mineralen. Zo ondersteunen ze ons immuunsysteem in plaats van het te verzwakken. Ze kunnen dus niet alleen als medicijn worden gebruikt, maar werken ook preventief om onze immuniteit te versterken. Als we toch een chemisch middel moeten nemen, kunnen ze de genezing bevorderen als ze parallel worden ingenomen en ons beschermen tegen de bijwerkingen. Sommige groeien in onze huis-tuinen. We kunnen veel planten met antibiotische stoffen in ons menu opnemen en ons zo op natuurlijke wijze voorzien van alles wat onze gezondheid nodig heeft. Daarmee worden we sneller beter en minder vaak ziek.

Ik heb mijn eigen ervaringen hiermee. Natuurlijk ben ik in de loop van mijn leven ook in aanraking gekomen met farmaceutische antibiotica. Als jong meisje had ik ooit een longontsteking als gevolg van bronchitis en later een open breuk in mijn voet, waarvoor antibiotica mij waarschijnlijk voor erger hebben behoed. Als jonge vrouw kampte ik herhaaldelijk met blaasontstekingen, die ik aanvankelijk alleen dacht te kunnen genezen met farmaceutische antibiotica. De infecties werden frequenter en de antibioticakuur om de paar maanden verzwakte mijn lichaam, schaadde mijn spijsvertering en leidde soms zelfs tot latere schimmelinfecties. En juist vanwege deze geschiedenis begon ik me voor het eerst te verdiepen in natuurlijke geneeskrachtige planten. Het kon niet zo zijn dat antibiotica de enige oplossing waren!

Ik vond het antwoord in de vorm van een natuurlijk tablet uit mijn medicijnkastje, bestaande uit een mengsel van natuurlijke geneeskrachtige planten. Bij de eerste tekenen van ontsteking kon ik het een paar dagen innemen, waardoor het onaangename branderige gevoel afnam en de ontsteking verdween. Ik had dus het perfecte middel gevonden, dat ik altijd bij de hand had in mijn handtas. Bij de eerste symptomen van blaasontsteking kon ik onmiddellijk reageren, zonder het gedoe van naar de dokter rennen en een recept voor een antibioticum halen - om nog maar te zwijgen van de onaangename nawerkingen van het antibioticum! Ik had dus een natuurlijk middel gevonden dat goed werkte, maar bleef toch worstelen met de ontstekingen, die om de paar maanden en vooral in de winter opkwamen.

Toen ik op een dag tijdens een consult in de apotheek stond en opnieuw nieuwe tabletten kocht, raadde de apotheker mij aan een kuur te nemen met dezelfde bereiding. Op aanraden van de apotheker begon ik dus meteen en nam het natuurlijke middel meerdere malen per dag gedurende enkele weken in een kleinere dosis dan ik voor een acute behandeling zou nemen. Dat is nu jaren geleden, en sindsdien heb ik geen last meer gehad van urineweginfecties, noch van symptomen van blaasontsteking. De natuurlijke stoffen hadden dus niet alleen een ontstekingsremmend effect, maar versterkten ook duurzaam mijn urinewegen, die waarschijnlijk verzwakt waren door de farmaceutische antibiotica. Voor mij was dit de eerste mijlpaal in mijn persoonlijke geschiedenis met natuurlijke middelen en het liet me op mijn eigen lichaam zien wat we met de kracht van de natuur kunnen bereiken. Sindsdien heb ik met ongelooflijk veel remedies geëxperimenteerd en verschillende manieren gevonden om niet alleen mezelf te kunnen genezen, maar ook mijn gezondheid, immuunsysteem en algemeen welzijn in balans te houden.

In dit boek wil ik laten zien wat farmaceutische en natuurlijke antibiotica zijn, hoe ze werken en hoe we resistentie kunnen voorkomen. Met de krachten van aloude remedies kunnen we milde infecties op natuurlijke wijze behandelen zonder bijwerkingen. Ik laat zien hoe we geneeskrachtige planten kunnen gebruiken om ons immuunsysteem te versterken en weer op te bouwen tijdens en na een behandeling met farmaceutische antibiotica. Zo zijn we voorbereid op de volgende infectie. Ook beschrijf ik enkele recepten uit het medicijnkastje die gemakkelijk thuis kunnen worden bereid.

De kennis die ik in dit boek overdraag is niet bedoeld om het advies van medische professionals en de behandelend arts te vervangen. Hun deskundigheid is onvervangbaar. Ik wil veeleer basiskennis bijbrengen zodat huismiddeltjes kunnen worden gebruikt voor milde symptomen. Vaak kunnen natuurlijke antibiotica worden gebruikt in plaats van chemische middelen. Zo kunnen we mogelijk een ernstige ziekte voorkomen en het helpt de vorming van resistenties te vertragen. En in geval van ernstiger symptomen zou deze kennis een basis moeten bieden om de kwestie beter met de arts te bespreken en complicaties te voorkomen. Op mijn eigen reis met natuurlijke remedies hebben mijn artsen mij vaak niet alleen genezen, maar mij door hun kennis ook waardevolle begeleiding gegeven op mijn eigen reis.

Ik wil mensen aanmoedigen om de planten en de natuur te vertrouwen in hun interactie met het zelfgenezend vermogen van ons lichaam. Hoe meer ervaring we opdoen, hoe effectiever we onszelf kunnen helpen. Bij deze wens ik u veel lees- en uitprobeerplezier en natuurlijk een goede gezondheid.

- Hoofdstuk 1 -

DE GESCHIEDENIS VAN NATUURLIJKE ANTIBIOTICA

IN HARMONIE MET DE NATUUR

Het gebruik van geneeskrachtige planten is zo oud als de mensheid. Natuurlijke stoffen met antibiotische werking zijn altijd gebruikt in alle culturen van de wereld om ziekten te bestrijden en het immuunsysteem te versterken: vanaf de tijd van Hippocrates, in het oude Egypte, China en India, via de oudheid naar de Middeleeuwen, van de 19e eeuw tot heden.

Onze planeet herbergt talloze bacteriën, die tot de vroegste levensvormen op aarde behoren. In hun miljarden jaren lange geschiedenis hebben de planten van onze planeet geleerd in symbiose met hen te leven: zij kunnen de nuttige bacteriën gebruiken, de schadelijke bacteriën bestrijden en zich op eigen kracht beschermen tegen externe invloeden van bacteriën, virussen en schimmels. Daarom kunnen wij uit planten en natuurproducten zeer werkzame stoffen halen, die een deel van het afweersysteem van de natuur in zich dragen.

Op en in ieder mens leven ook ongeveer 100 miljoen bacteriën. Deze vormen een klein ecosysteem en profiteren van elkaar. Zonder hen zouden wij niet kunnen leven. Net als planten hebben wij geleerd om met deze kleine wezentjes te leven en ons er tegelijkertijd tegen te verdedigen. Sommige bacteriën in onze natuurlijke bacteriële flora beschermen ons tegen schadelijke bacteriën, virussen en schimmels. Zo versterken ze ons immuunsysteem, onze natuurlijke verdediging tegen invloeden van buitenaf. Dit is echter niet altijd voldoende en dan moeten we extra steun van buitenaf krijgen. Door kruidensubstanties zoals natuurlijke antibiotica in te nemen, kunnen we gebruik maken van een deel van het ingenieuze afweersysteem van de natuur.

NATUURLIJKE ANTIBIOTICA - EEN LANGE TRADITIE

De naam antibioticum komt uit het Grieks en is samengesteld uit "anti", dat "tegen" of "in plaats van" betekent, en "bios", dat "leven" betekent. Een antibioticum is dus bedoeld om levende organismen te bestrijden die het lichaam kunnen schaden. Hoewel de werking van antibiotische stoffen al lang bekend was voordat het woord antibioticum werd gebruikt, verscheen de term pas in de 20e eeuw. Het eerste antibioticum dat onder deze naam werd gebruikt om bacteriële infecties te bestrijden was penicilline, waar ik later dieper op in zal gaan.

Laten we de definitie van natuurlijke antibiotica eens nader bekijken. De term "natuurlijke antibiotica" kan vaak misleidend zijn. In feite zijn de tegenwoordig gangbare preparaten, zoals penicilline en andere antibiotica, in wezen van natuurlijke oorsprong. Hoewel ze nog steeds van natuurlijke stoffen zijn afgeleid, worden ze vaak kunstmatig geproduceerd. Daarom zal ik deze gangbare, chemische antibiotica in dit boek "farmaceutische antibiotica" noemen. Natuurlijke antibiotica worden grotendeels gedefinieerd als werkzame stoffen op plantaardige basis die zonder intensieve chemische bereiding worden verkregen en gebruikt.

Er zijn verschillende ideeën en gedachten over hoe de mens de genezende kracht van de natuur heeft ontdekt. Door nauwkeurige observatie van de dierenwereld, zelfexperimenteren en een leven in harmonie met de natuur heeft de mens waarschijnlijk deze plantaardige krachten herkend. In de loop van duizenden jaren hebben mensen in vroege culturen belangrijke kennis vergaard over de genezende werking van planten, die zij voortdurend verder ontwikkelden en die wij vandaag de dag herontdekken. Dieren zijn bijzonder goede leermeesters. Chimpansees bijvoorbeeld behandelen diarree, infecties en parasieten met geneeskrachtige bladeren. Ze gaan specifiek op zoek naar de bladeren, die ze dan als snoepjes in hun mond zuigen en vermengen met speeksel, zodat ze de ingrediënten via het mondslijmvlies kunnen opnemen.

Uit historische vondsten blijkt dat geneeskrachtige kruiden en natuurlijke stoffen sinds het begin van de mensheid een belangrijke rol hebben gespeeld. Reeds in het graf van een Neanderthaler, die ongeveer 40.000 tot 70.000 jaar oud moet zijn, werden grafgiften gevonden die volgens pollenanalyses konden worden toegewezen aan zeven geneeskrachtige planten.

Een van de belangrijkste artsen in de geschiedenis van de geneeskunde is Hippocrates, die waarschijnlijk 460 jaar voor Christus leefde op het eiland Kos in Griekenland. Hij wordt niet alleen door velen beschouwd als de vader van de geneeskunde, maar wordt vooral vereerd op het gebied van de moderne natuurgeneeskunde, omdat veel van de huidige natuurgeneeskundige principes overeenkomen met zijn opvattingen. In die tijd was de geneeskunde nog sterk verbonden met het geloof en de magische krachten van de goden - een idee waarmee hij met zijn nieuwe theorieën brak. Zijn speciale principe was dat hij niet alleen de ziekte van de patiënt behandelde, maar altijd de hele persoon. Hij vatte ziekte op als een uiting van een afwijking van het evenwicht van de lichaamshumoren en ondersteunde de natuurlijke genezende krachten met een dieet en geneesmiddelen in de vorm van kruidensubstanties. Hij zou zelfs in die tijd natuurlijke middelen hebben voorgeschreven zoals oregano, tijm en honing, die tegenwoordig worden beschouwd als middelen met een antibiotische werking. In veel gevallen drong hij aan op een verandering van de levensstijl van zijn patiënten. Van bijzonder belang is zijn pleidooi voor goede voeding, omdat hij een van de belangrijkste oorzaken van ziekte zag in slechte voeding.

In de vroege Egyptische geneeskunde waren natuurlijke geneeskrachtige stoffen met antibiotische werkzame bestanddelen ook zeer belangrijk. Archeologische vondsten van papyrusrollen uit het oude Egypte verklaren het gebruik van knoflook en uien om astma en bronchiale ziekten te genezen en beschrijven het gebruik van geneeskrachtige planten zoals basilicum, koriander, kurkuma, mirre, wierook, venkel, tijm, jeneverbes en aloë vera. De Egyptenaren erkenden ook de werking van honing als natuurlijk antibioticum. Dit gaf de bij zo'n groot belang dat hij werd gekozen als heraldisch dier van Neder-Egypte en de goden werden gelijkgesteld met de bij.

Tegenwoordig kennen velen van ons essentiële oliën vooral van het gebruik in geurlampen of van een bezoek aan een massagestudio. Toch hebben deze plantenextracten met een hoog percentage een lange geschiedenis in de kruidengeneeskunde en kunnen ze werken als farmaceutische antibiotica. Reeds in het oude Egypte, het oude Griekenland, Rome, China en India werden etherische oliën voor vele doeleinden gebruikt, en zij zijn ook nu nog zeer belangrijk in talrijke culturen over de hele wereld.

Ook in de Middeleeuwen vinden we oude leringen die deels gebaseerd waren op de kennis van Griekse of Romeinse genezers. In het middeleeuwse Europa stonden de kloosters vooral bekend om hun kruidengeneeskunde. De nonnen en monniken legden zich toe op de kruidengeneeskunde, kweekten geneeskrachtige planten in de kloostertuinen en verzamelden hun kennis gedurende eeuwen. In de geschiedenis van de geneeskunde wordt dit dan ook "kloostergeneeskunde" genoemd. Toen al wist men van de genezende en - mits goed gecombineerd - antibiotische werking van uien, prei, knoflook en zelfs wijn, en van talloze andere natuurlijke geneeskrachtige stoffen.

Tegenwoordig kennen we de behandeling van ziekten door middel van natuurlijke remedies en geneeswijzen vooral onder de term natuurgeneeskunde. Hoewel de kennis ver teruggaat tot het begin van de menselijke geschiedenis, werd de term pas in 1839 uitgevonden door de arts Johann Baptist Gross. Deze splitste vervolgens de geneeskunde op in twee behandelmethoden: Die van de wetenschappelijke geneeskunde, die we nu de orthodoxe geneeskunde noemen, en de natuurgeneeskundige geneeskunde. Terwijl de wetenschappelijke geneeskunde vooral gericht was op de wetenschap van fysica en mechanica, baseerden natuurgeneeskundigen zich op traditionele kennis en ontwikkelden die verder. In het midden van de 19e eeuw werden de homeopathie, de therapiemethoden met Schüsslerzouten en de watertherapieën van Kneipp uitgevonden. Die tijd bracht ook vele andere waardevolle holistische therapiemethoden voort van verschillende natuurgeneeskundigen die vandaag de dag nog steeds van betekenis zijn. Veel gebieden van de natuurgeneeskunde baseren hun kennis op het Hippocratische begrip, waarbij de natuur wordt opgevat als levenskracht en geneeskracht. De meeste natuurgeneeskundige behandelingen hebben een zogenaamde holistische benadering, d.w.z. zij trachten de verstoorde harmonie van het gehele organisme weer in evenwicht te brengen. Het herstel van de patiënt moet door de natuur tot stand worden gebracht, de arts is slechts een beoefenaar. Zij scheppen voorwaarden en stimuleren processen op basis waarvan herstel van het organisme vanzelf mogelijk wordt. Het doel van een therapie is de stimulering van het zelfgenezend vermogen door de werking van natuurlijke middelen, alsmede de instructie en aanmoediging van de patiënt om de persoonlijke verantwoordelijkheid over te nemen.

Infecties met bacteriën zijn altijd een groot gevaar geweest voor de mens. Tot het midden van de 20e eeuw eisten ernstige bacteriële ziekten als longontsteking, tuberculose, cholera en de pest talloze levens. Ook bacteriële wondinfecties en andere infectieziekten vormden een bedreiging. In de loop van de menselijke geschiedenis behoorden geneeskrachtige planten tot de belangrijkste remedies tegen wondinfecties en ontstekingsziekten. Het is interessant op te merken dat artsen en andere genezers in die tijd geen kennis hadden van schadelijke bacteriën. Toch gebruikten zij planten waarvan de specifieke antibacteriële werking pas in de 20e eeuw door onderzoek werd erkend en bewezen.

DE UITVINDING VAN HET HUIDIGE ANTIBIOTICUM

De voordelen van natuurlijke antibiotica worden steeds meer overschaduwd sinds de ontdekking van penicilline. Penicilline was het eerste antibioticum dat door een levend organisme werd geproduceerd en door de wetenschap werd geïsoleerd en geclassificeerd.

Verschillende wetenschappers hebben sinds het einde van de 19e eeuw onderzoek gedaan naar en geëxperimenteerd met de ontwikkeling van antibiotische stoffen. Deze experimenten waren meestal gebaseerd op het proces van schimmels. Daarbij deden zich, zoals zo vaak in de geschiedenis van de geneeskunde, enkele toevalligheden en waarnemingen voor in verband met de natuur.

Want ook penicilline, algemeen bekend als het eerste antibioticum in de moderne geneeskunde, komt uit de natuur. Alexander Fleming was een Schotse arts en bacterioloog en wordt beschouwd als de ontdekker van penicilline. Tijdens zijn vakantie in 1928 was hij in zijn laboratorium een bacteriecultuur vergeten, die inmiddels was gaan schimmelen. Hij realiseerde zich dat deze schimmel bacteriën doodt. Deze nieuwe ontdekking betekende een doorbraak in de medische geschiedenis en zette het antibioticaonderzoek in gang.

Maar 30 jaar daarvoor schreef de arts Ernest Duchesne in zijn proefschrift over een interessante observatie: hij verbaasde zich over stalknechten die de paardenzadels opzettelijk in de donkere, vochtige stallen hielden. Hierdoor ontstond schimmel op de zadels. Door de antibiotische - d.w.z. bacteriedodende - eigenschappen van de schimmels zouden de door het rijden veroorzaakte schaafwonden beter genezen. Zonder de redenen voor de genezende werking te kunnen noemen, hadden de grooms dus al met succes schadelijke bacteriën bestreden met behulp van antibiotisch werkzame stoffen.

De ontdekking van Fleming werd gevolgd door vele jaren van verder onderzoek en experimenten door bacteriologen en artsen. Midden in de Tweede Wereldoorlog kon penicilline voor het eerst in grote hoeveelheden worden gebruikt om mensen te genezen. Met het wijdverbreide gebruik van antibiotica was het mogelijk de dreiging van infecties bij zwaargewonde soldaten tegen te gaan en zo levens te redden. Later werd het pas ontdekte wondermiddel ook met succes gebruikt bij de burgerbevolking.

Het geheel leidde tot drastische veranderingen in de behandelingsstrategie van infectieziekten. Want sinds het eerste gebruik van penicilline bij mensen hebben antibiotica de bestrijding van voorheen ongeneeslijke ziekten als tuberculose en ernstige bacteriële infectieziekten vergemakkelijkt. Tegenwoordig behoren farmaceutische antibiotica wereldwijd tot de meest voorgeschreven geneesmiddelen.

DE GEVAREN VAN FARMACEUTISCHE ANTIBIOTICA

Velen van ons krijgen in de loop van hun leven te maken met farmaceutische antibiotica en bestrijden met succes ziekten. Deze antibiotica worden echter vaak te snel en te vaak ingenomen, hebben ongewenste bijwerkingen en tasten onze darmflora en ons immuunsysteem aan. Bovendien blijven ze vaak ineffectief, vooral bij herhaald gebruik.

In het algemeen zijn synthetische antibiotica niet meer zo efficiënt als in de 20e eeuw. Veel van de huidige bacteriën hebben in de loop der jaren immers resistentie ontwikkeld tegen de meeste van deze gangbare antibiotica. Dit is niet alleen een probleem voor de patiënt, maar ook voor de artsen die de infecties moeten behandelen.

TERUG NAAR DE KRACHT VAN DE NATUUR

Dit probleem vormt een groeiende bedreiging. Daarom lijkt het des te belangrijker de schatten van de natuur te herontdekken en ze te gebruiken als alternatief voor of in combinatie met farmaceutische antibiotica. In tegenstelling tot farmaceutische antibiotica, die slechts uit één stof bestaan, kunnen planten bacteriën op meerdere plaatsen aanvallen. Ze kunnen ons ook voorzien van extra ingrediënten die ons immuunsysteem versterken in plaats van verzwakken. Dit maakt het voor de schadelijke kiemen veel moeilijker om de aanval te overleven. Resistentievorming zoals bij farmaceutische antibiotica is daarom nauwelijks mogelijk en langdurige inname tast de darmflora niet aan.

De sleutel tot de ontwikkeling van nieuwe en doeltreffende geneesmiddelen kan dus liggen in de behandelingen uit het verleden - in natuurlijke antibiotica.

DE LAATSTE STUDIES ONDERZOEKEN DE TRADITIES

Bij het onderzoek naar de werkingsmechanismen van natuurlijke remedies met antibiotische stoffen kan de wetenschap terugvallen op de tradities van onze voorouders. Maar omdat de nadruk van de studies jarenlang veeleer lag op chemische middelen en de natuurlijke stoffen een ongelooflijk divers en complex spectrum hebben, zijn nog niet alle werkingswijzen wetenschappelijk bevestigd en verklaard door studies. De toepassing gedurende duizenden jaren en de ervaringen van de laatste jaren tonen echter aan dat de stoffen ongelooflijke mogelijkheden bieden. Er zijn verschillende studies die de doeltreffendheid van natuurlijke antibiotica aantonen en veel deskundigen zien nieuwe mogelijkheden om ze veel vaker dan voorheen toe te passen.

Wetenschappers uit Saoedi-Arabië documenteerden in 2010 met succes de volgende studie: Heliobacter pylori bacteriën, die een trigger zijn voor maagzweren en darmzweren, werden succesvol bestreden met zwarte zaadolie. Het succes was vergelijkbaar met het gebruik van antibiotica. Het doorslaggevende voordeel is echter dat de bacteriën geen resistentie ontwikkelen tegen de werkzame stoffen in de olie.

Een ander voorbeeld: knoflook wordt meer gebruikt dan bijna elk ander natuurlijk voedingsmiddel. Het staat erom bekend dat het ons immuunsysteem versterkt en talloze helende krachten heeft. Verschillende wetenschappelijke studies hebben de afgelopen decennia de geneeskrachtige werking van knoflook onderzocht. Zij kwamen tot de conclusie dat de stoffen in knoflook niet alleen werkzaam zijn tegen vele virussen, parasieten en andere micro-organismen, maar ook gevaarlijke bacteriën kunnen doden en dus een antibiotische werking hebben. Daarom wijd ik in het verdere verloop van dit boek een apart hoofdstuk aan de wonderknol.

HET GEHEIM ZIT HEM IN DE COMBINATIE

Natuurlijke antibiotica hebben echter één nadeel: ze kunnen alleen als aanvulling worden gebruikt bij te ver gevorderde infectieziekten. Dit heeft vooral te maken met de dosering en ik zal later in dit boek dieper ingaan op de redenen daarvoor.

Natuurlijke antibiotica bieden weliswaar veel mogelijkheden, maar hebben ook nadelen. Niettemin neemt het onderzoek op het gebied van natuurlijke behandelingen toe en worden steeds meer veelbelovende stoffen getest. Steeds meer moderne methoden stellen ons nu in staat natuurlijke stoffen zo effectief mogelijk te gebruiken. Of we kunnen ze gewoon als voedsel consumeren. Natuurlijke middelen met antibiotische stoffen die al duizenden jaren traditioneel worden gebruikt, kunnen zo bijdragen aan de levensreddende geneesmiddelen van morgen.

- Hoofdstuk 2 -

PLANT IN PLAATS VAN PIL: NATUURLIJKE ANTIBIOTICA

In de loop van ons leven worden we voortdurend blootgesteld aan invloeden van buitenaf. Daarbij komen we voortdurend in contact met verschillende micro-organismen: sommige daarvan zijn voor ons van levensbelang, terwijl we ons tegen andere moeten verdedigen. Als we worden blootgesteld aan deze schadelijke micro-organismen in de vorm van bacteriën, virussen en schimmels of andere ziekteverwekkers, kunnen ze ons belasten en ziek maken. Ze kunnen bijvoorbeeld een infectie veroorzaken. Dan komt ons immuunsysteem in actie en verdedigt ons tegen deze invloeden. Als de persoon een voldoende sterk immuunsysteem heeft, kan het lichaam de infectie zelf bestrijden. Maar soms is ons immuunsysteem verzwakt of gewoon niet sterk genoeg. Dan moeten we hulp van buitenaf krijgen om de afweer van ons immuunsysteem te ondersteunen. Tegenwoordig worden vaak farmaceutische antibiotica gebruikt.

De meesten van ons hebben waarschijnlijk wel eens een antibioticum voorgeschreven gekregen van een arts. Het eerste gebruik van penicilline in het midden van de 20e eeuw maakte duidelijk: ze kunnen levensreddend zijn bij ernstige bacteriële ziekten. Ernstige ziekten die vroeger meestal dodelijk waren, worden nu vaak schijnbaar zonder complicaties genezen met behulp van antibiotica. De antibiotische werking van natuurlijke stoffen wordt al sinds de oudheid gebruikt, maar het gebruik ervan in de moderne geneeskunde is tot nu toe beperkt gebleven. Dit komt doordat antibiotica ook vandaag de dag nog zelden van natuurlijke stoffen worden afgeleid. De meeste farmaceutische antibiotica die tegenwoordig beschikbaar zijn, worden volledig synthetisch geproduceerd. Aangezien farmaceutische antibiotica ook een aantal nadelen hebben door toenemende resistentie en negatieve gevolgen voor de gezondheid, groeit de wens naar alternatieven. Die vinden we in natuurlijke antibiotica. Want wat ons leven kan redden, heeft op andere momenten weinig nut of schaadt ons zelfs.

HET EFFECT VAN ANTIBIOTICA

Maar hoe werkt een antibioticum eigenlijk en hoe is het te onderscheiden van andere geneesmiddelen? De term "antibioticum" heeft sinds zijn introductie tal van betekenisveranderingen ondergaan. Antibiotica zijn stoffen die een remmende werking hebben op het metabolisme van micro-organismen en zo voorkomen dat deze zich vermenigvuldigen en overleven. Antibiotica worden dus gedefinieerd als geneesmiddelen voor de lokale of systemische behandeling van bacteriële infectieziekten. Hun werking berust op een selectieve interactie met moleculaire structuren die specifiek zijn voor de betrokken ziekteverwekkers. Antibiotica worden gewoonlijk peroraal, parenteraal of lokaal toegediend.

Volgens de oorspronkelijke definitie is een antibioticum een laagmoleculair stofwisselingsproduct van schimmels of bacteriën dat, zelfs in kleine concentraties, de groei van andere micro-organismen remt of volledig doodt. De term antibioticum werd dus oorspronkelijk alleen gebruikt voor laagmoleculaire stoffen die door micro-organismen zelf werden gesynthetiseerd. Door het opnemen van antibiotisch actieve producten uit planten en de wijzigingen in de winning van de derivaten, zoals totale chemische synthese, werd de oorspronkelijke definitie verlaten: Tegenwoordig omvatten antibiotica in ruimere zin zowel stoffen van biologische oorsprong, die wij in de oorspronkelijke zin als antibiotica beschouwen, als antimicrobieel gebruikte stoffen die niet in de natuur voorkomen en semi-synthetisch, volledig synthetisch of door genetische manipulatie worden verkregen. Niet alleen in chemische, maar ook in biologische zin is de definitie nu ruimer. De biogene oorsprong van antibiotica wordt niet beperkt tot micro-organismen zoals schimmels en bacteriën, maar omvat ook stoffen zoals fytoalexinen en defensinen van hoger georganiseerde organismen zoals planten en dieren. Evenals bij planten zijn ook bij de mens endogene antibiotisch actieve stoffen bekend.

De term anti-infectiva wordt vaak gebruikt voor antibiotica en derivaten daarvan. Dit is een allesomvattende term voor geneesmiddelen voor de behandeling van infectieziekten. In het algemeen gebruik verwijst de term antibiotica meestal alleen naar geneesmiddelen voor de behandeling van bacteriële infectieziekten. Voor infecties met andere micro-organismen zijn er aparte groepen werkzame stoffen: Antivirale middelen tegen virussen, antischimmelmiddelen tegen schimmels, antiprotozoale middelen tegen protozoa en anthelmintica tegen wormen. Samen met antibiotica behoren zij tot de groep van de anti-infectiva. Er zijn echter overlappingen tussen deze groepen werkzame stoffen.

Tot zover de biologie van antibiotica. In het algemeen kunnen we het volgende stellen: Het klassieke antibioticum, dat wij hier aanduiden als een farmaceutisch antibioticum of, voor het gemak, een antibioticum, vanwege de meestal synthetische of chemische productie, kan worden ingezet tegen bacteriële infectieziekten. Dit gebeurt doordat de antibiotische stoffen de groei en vermenigvuldiging van de bacteriën afremmen en de bestaande bacteriën doden. Ze zijn echter niet werkzaam tegen andere ziekteverwekkers zoals virussen of schimmels, wat hun werkingsspectrum sterk beperkt.

Dit is ook een van de cruciale verschillen tussen farmaceutische en natuurlijke antibiotica. Aangezien de meeste geneeskrachtige planten zogenaamde mengsels van meerdere stoffen zijn, kunnen de natuurlijke antibiotica veel meer dan alleen bacteriën bestrijden. De complexe samenstelling van verschillende natuurlijke stoffen maakt veel van de natuurlijke antibiotica ook anti-infectieus. We kunnen ze dus niet alleen gebruiken om bacteriën te bestrijden, maar ook ziekteverwekkende virussen, schimmels en andere micro-organismen. Daarbij hebben ze een groeiremmend effect op het ongedierte, maar zonder de voor ons nuttige organismen te vernietigen. Dit is echter niet het enige voordeel van natuurlijke antibiotica. Daarom zijn ze in veel gevallen een verstandig alternatief voor of een effectieve aanvulling op farmaceutische antibiotica, die ook enkele andere nadelen hebben, die ik in het volgende hoofdstuk verder zal bespreken.

FARMACEUTISCHE ANTIBIOTICA: HERSTEL BETEKENT NIET ALTIJD GEZOND

Laten we de klassieke farmaceutische antibiotica eens nader bekijken. In Duitsland wordt jaarlijks ongeveer 3000 ton farmaceutische antibiotica geslikt. Dit cijfer is beangstigend hoog. Want ze brengen niet alleen voordelen, maar ook gevaren en bijwerkingen met zich mee. Toch zijn er effectieve alternatieven uit de natuur.

Antibiotica bestrijden specifiek schadelijke bacteriën en helpen ons dus een lopende bacteriële infectie te bestrijden. Hun antibacteriële eigenschappen schuwen echter niet de lichaamseigen kiemen, die noodzakelijk zijn voor onze gezondheid, maar vallen deze ook aan. Noodzakelijk en goedaardig zijn bijvoorbeeld de lichaamseigen bacteriestammen van de natuurlijke darmflora. Deze worden meestal ook gedecimeerd tijdens een antibioticakuur. De darm wordt dan schoongeveegd na een behandeling met farmaceutische antibiotica, terwijl daar juist talloze bacteriestammen zouden moeten rondhuppelen voor het welzijn van onze gezondheid. Dit kan leiden tot spijsverteringsstoornissen of ontstekingen in het spijsverteringskanaal. Zo belasten en verzwakken antibiotica ons immuunsysteem en onze darmflora, wat kan leiden tot een hele reeks gezondheidsproblemen. Na elke antibioticakuur is het lichaam in het beste geval vrij van de ziekteveroorzakende bacteriën, maar het moet ook zijn eigen bacteriële evenwicht weer opbouwen en herstellen. Dit is uitputtend voor het lichaam en belast het immuunsysteem extra. Aangezien de verzwakking van het immuunsysteem na een behandeling met antibiotica ons veel vatbaarder maakt voor nieuwe infecties of een schimmelaanval, is dit een fundamenteel nadeel van farmaceutische antibiotica. Dit effect bestaat niet na een therapie met natuurlijke antibiotica. Integendeel, het organisme wordt versterkt door de waardevolle bestanddelen van natuurlijke antibiotica.

Omdat farmaceutische antibiotica over het algemeen alleen werkzaam zijn tegen bacteriën, is het gebruik ervan beperkt. Als de infectie bijvoorbeeld door virussen wordt veroorzaakt, helpt het antibioticum niet en moeten andere geneesmiddelen worden ingezet. Dit feit beperkt het spectrum van effectiviteit van antibiotica bij de behandeling van veel ziekten aanzienlijk en vormt een grote uitdaging voor medische professionals. De meeste verkoudheden worden veroorzaakt door virussen, wat betekent dat antibiotica nutteloos zijn, onze gezondheid schaden en resistentie bevorderen. Daarom is een nauwkeurige opheldering van het soort ziekteverwekkers door een arts cruciaal voor het verloop van de ziekte.

Andere veel voorkomende en ongewenste effecten van farmaceutische antibiotica zijn allergische reacties, schimmelinfecties, bloeddrukproblemen, stress op de nieren en de lever, irritatie en verstoring van de bacteriële flora op de slijmvliezen en in het maag-darmkanaal, huiduitslag, aandoeningen van het centrale zenuwstelsel zoals hoofdpijn en duizeligheid of zelfs depressie.

Daarom is het belangrijk in geval van ziekte altijd een specialist te raadplegen en alleen antibiotica te nemen na een grondige beoordeling en voorschrift van een arts. Er bestaat een breed scala aan antibiotica met veel verschillende indicaties. De keuze van het antibioticum hangt af van de bestaande symptomen van de ziekte. Voor een goede werking van het voorgeschreven antibioticum is het belangrijk de instructies van de arts en de informatie op de bijsluiter op te volgen. In het hoofdstuk "Het juiste gebruik van farmaceutische antibiotica" geef ik enkele tips voor een verantwoord gebruik van de chemische middelen. Zo kunnen we het risico van antibiotica zo laag mogelijk houden.

ANTIBIOTICARESISTENTIE - DE VLOEK VAN HET FARMACEUTISCHE WONDERMIDDEL

Een andere uitdaging van de moderne geneeskunde is het verschijnsel van de antibioticaresistentie. Veel bacteriesoorten hebben in de loop der jaren resistentie ontwikkeld tegen farmaceutische antibiotica. Het massale gebruik van deze krachtige geneesmiddelen moest hier ooit toe leiden. Antibiotica zijn een zegen voor patiënten met ernstige en levensbedreigende infecties. Maar door het veelvuldig voorschrijven bij onschuldige verkoudheden en infecties wordt dit farmaceutische wondermiddel steeds krachtelozer. Er moeten steeds meer nieuwe antibiotica worden ontwikkeld en steeds sneller hebben de bacteriën een antwoord.

Bacteriën hebben een groot aanpassingsvermogen en zijn ware overlevingskunstenaars. Ze planten zich zeer snel en in grote aantallen voort - de meeste doen dat meerdere keren per uur. Daarbij kunnen veranderingen optreden in het genetisch materiaal van de bacterie, wat we genetische mutatie noemen. Sommige van deze veranderingen maken ziekteverwekkers ongevoelig voor antibiotica. We gebruiken hiervoor de term antibioticaresistentie. Antibioticaresistentie is een verschijnsel dat bacteriën het vermogen geeft het effect van een antibioticum teniet te doen. Dit betekent dat de resistente bacteriën zo resistent worden dat zij noch sterven, noch in hun groei geremd worden door de aanval van de antibiotica. Zij ontwikkelen dus immuniteit tegen de antibiotica. De schadelijke en nu immuun geworden bacteriën blijven zich daarna gewoon vermenigvuldigen en worden dus sterker. Dit betekent dat de farmaceutische antibiotica niet werken en de oorzaak zijn van enorme problemen. Veel mensen worden namelijk ziek van deze resistente bacteriën en kunnen niet worden genezen door het zogenaamd reddende antibioticum. Artsen schrijven dan meestal een nieuw antibioticum voor. Soms werken die andere antibiotica niet of hebben ze andere ongewenste bijwerkingen. Of ze werken niet meer bij een latere infectie met een nieuwe bacterie.

In de afgelopen decennia hebben steeds meer bacteriesoorten resistentie ontwikkeld. Zij behoren tot de grootste infectieuze uitdagingen wereldwijd en hebben geleid tot het probleem van multiresistente ziekteverwekkers, kortweg MRE's. Hiermee worden infectieuze agentia bedoeld die op grote schaal resistentie hebben ontwikkeld tegen verschillende antibiotica. Dit is ook de reden waarom elk jaar veel mensen in ziekenhuizen ziek worden en soms zelfs sterven aan infecties die worden veroorzaakt door antibiotica-resistente kiemen. Volgens informatie van het Helmholtz Zentrum in München is ongeveer 70 procent van de bacteriën die tegenwoordig in ziekenhuizen infecties veroorzaken, resistent tegen ten minste één antibioticum. Uit een studie uit 2007 blijkt dat het aantal resistente bacteriën met meer dan de helft is toegenomen bij patiënten die farmaceutische antibiotica kregen toegediend.

De toename van de resistentie komt vooral door het veelvuldig voorschrijven van farmaceutische antibiotica. Sterke geneesmiddelen en antibiotica worden vaak gebruikt voor kleine ziekten. In plaats van het motto "zoveel als nodig, zo weinig mogelijk" te volgen, zijn antibiotica voor veel medici vandaag de dag nog steeds de eerste stap in de bestrijding van infecties. Toch zijn er veel natuurlijke middelen die zouden volstaan voor kleine infecties.

In dit verband moeten wij patiënten ook meer verantwoordelijkheid nemen. Want vroegtijdige herkenning van symptomen en behandeling met natuurlijke middelen kan het gebruik van antibiotica vaak voorkomen. Antibiotica mogen ook alleen worden gebruikt zoals voorgeschreven door een arts. En ze moeten worden gebruikt in de dosering en gedurende de periode die door de arts is voorgeschreven.

Maar ook de diergeneeskunde is verantwoordelijk voor de toename van de resistentie. Het wijdverbreide gebruik van antibiotica in de veehouderij en de diergeneeskunde bevordert de resistentie. Door dierlijke producten te eten of ze via ons drinkwater binnen te krijgen, krijgen we onbewust en onnodig antibiotica binnen. Zo kan resistentie ontstaan zonder dat we vooraf bewust een antibioticum hebben ingenomen.

Hoe vaker antibiotica worden voorgeschreven en ingenomen, hoe groter het risico dat zich resistente bacteriën ontwikkelen en verspreiden. Dat komt doordat elk gebruik van antibiotica bijdraagt tot de ontwikkeling van resistente bacteriën. Farmaceutische antibiotica behoren thans tot de meest voorgeschreven geneesmiddelen in Duitsland. In veel andere landen zijn antibiotica niet op recept verkrijgbaar en kunnen ze zonder doktersdiagnose worden ingenomen. Dit kan gevaarlijk zijn voor de patiënt en werkt antibioticaresistentie verder in de hand. Het aantal resistente bacteriën neemt wereldwijd gestaag toe. Daarom groeit het verlangen naar alternatieven.

Antibioticaresistentie is ook een grote uitdaging voor farmaceutische bedrijven: Zij worden gedwongen steeds meer nieuwe antibiotica te ontwikkelen. Dit is een extreem duur proces dat steeds minder de moeite waard wordt. Want als resistentie zich zo snel ontwikkelt, verliezen de nieuwe geneesmiddelen ook snel hun effectiviteit. Dit is ook een van de redenen waarom er steeds minder nieuwe farmaceutische antibiotica zijn.

Wetenschappers doen echter wereldwijd onderzoek en vinden steeds meer alternatieven in de natuur. Bij natuurlijke antibiotica is de ontwikkeling van resistentie tot nu toe namelijk niet bekend. Jarenlang waren farmaceutische antibiotica ongelooflijk belangrijk. Ook de belangrijke infectioloog professor Franz Daschner uit Freiburg benadrukt dat men niet zonder ze kan.

Want farmaceutische antibiotica kunnen, ondanks resistentie en bijwerkingen bij ernstige ziekten en bij correct gebruik, levens redden. Zij moeten echter altijd het laatste redmiddel zijn en niet de eerste keuze. Het veelvuldig gebruik van farmaceutische antibiotica maakt de patiënt kwetsbaar. Vooral bij lichte infecties zijn ze vaak onnodig omdat nuttige en beschermende kiemen dan ook in geringere mate aanwezig zijn en omdat het innemen van farmaceutische antibiotica het immuunsysteem onderdrukt. En veelvuldig gebruik vermindert de kans dat antibiotica werken wanneer ze echt nodig zijn: Bij levensbedreigende infecties. Onze natuur voorziet ons van voldoende genezende stoffen die de ziekteverwekkers in een vroeg stadium van de ziekte kunnen bestrijden. En dit zonder de gevreesde bijwerkingen.

HET JUISTE GEBRUIK VAN FARMACEUTISCHE ANTIBIOTICA

Soms zijn farmaceutische antibiotica onvermijdelijk. Meestal als een ziekte al zo ver gevorderd is dat natuurlijke middelen niet meer helpen. Om te voorkomen dat de gevolgen van consumptie nog negatiever worden, zijn er een paar aspecten waar we zeker rekening mee moeten houden als we met antibiotica behandelen.

Overleg met een arts is onvermijdelijk. De arts kan ervoor zorgen dat de patiënt goed op de hoogte is van de gevolgen van het gebruik van farmaceutische antibiotica. Een analyse van de kiemen en een nauwkeurige registratie van de symptomen van de ziekte zijn cruciaal. Dit kan meestal met een eenvoudig uitstrijkje of bloedonderzoek. Zo kan de arts grondig beoordelen of een behandeling met farmaceutische antibiotica zinvol is. Want alleen als duidelijk is of het om een bacteriële infectie gaat, kan de arts beoordelen of een farmaceutisch antibioticum überhaupt zin heeft. Ook nu nog worden virusinfecties vaak met antibiotica behandeld, hoewel bekend is dat deze niet effectief zijn tegen virussen. Bovendien kan de arts door een nauwkeurige analyse bepalen welk type antibioticum waarschijnlijk het meest effectief is tegen de betrokken bacterie.

Sommige geneesmiddelen kunnen interacties veroorzaken wanneer zij tegelijk met farmaceutische antibiotica worden ingenomen. Zo kunnen veel geneesmiddelen hun werking verliezen als zij tegelijk met antibiotica worden ingenomen. Dit is bijvoorbeeld het geval bij gebruik van de anticonceptiepil. Bovendien kunnen antibiotica andere ongewenste bijwerkingen veroorzaken, zoals allergieën. Daarom moeten we de behandelend arts altijd laten weten of we al andere geneesmiddelen gebruiken, ook als die om andere redenen of tegen andere kwalen worden gebruikt. Hij kan met deze informatie rekening houden bij de keuze van het antibioticum en beoordelen of er interacties te verwachten zijn als tegelijkertijd andere geneesmiddelen worden gebruikt. Bovendien kan hij ons adviseren wat we in dat geval moeten doen. Ook andere stoffen kunnen ongewenste bijwerkingen veroorzaken als zij tegelijk met antibiotica worden ingenomen. Het is bijvoorbeeld mogelijk dat het farmaceutische antibioticum niet goed werkt als we tegelijkertijd melk of alcohol innemen. Om deze redenen is nauwkeurige informatie van de arts en het lezen van de bijsluiter cruciaal voor een veilige behandeling.

Antibiotica moeten altijd worden ingenomen zoals voorgeschreven door de arts. Vaak werken antibiotica snel en verlichten ze de symptomen, waardoor we in de verleiding komen ermee te stoppen omdat we ons zogenaamd gezond voelen. Dit kan echter gevaarlijk zijn en ertoe leiden dat de ziekte opnieuw oplaait, waardoor een nieuwe behandeling nodig is. Dit kan op zijn beurt de weerstand bevorderen en het immuunsysteem nog verder verzwakken. Om dezelfde redenen moeten we nooit zelfmedicatie toepassen met restjes antibiotica.

Als zich bijwerkingen voordoen, moeten we altijd verdere behandeling met de arts bespreken en nooit op eigen gezag het antibioticum stoppen.

Ik raad iedereen aan om de inname van antibiotica schriftelijk bij te houden. Dit kan zelfs online met een zogenaamd antibioticapaspoort, waarin de behandelingsperiode, het type antibioticum en intoleranties kunnen worden vastgelegd. Hiermee kunnen we de arts helpen bij het vinden van het juiste middel voor een eventuele toekomstige behandeling met antibiotica. Vooral als de oude behandeling nog niet zo lang geleden is, kan hij het reeds gebruikte antibioticum uitsluiten van de nieuwe behandeling, omdat het risico bestaat dat zich resistentie ontwikkelt.

Voor het succes van de behandeling is het daarom belangrijk de arts te vertellen of er al eerder een antibioticum is ingenomen. Ook als we de inname nergens hebben geregistreerd en niet meer weten met welk antibioticum we zijn behandeld. Zo kunnen we antibiotica gerichter inzetten en resistentie voorkomen.

Als we ons aan deze regels houden, kan gericht gebruik worden gemaakt van het juiste antibioticum of ander geneesmiddel. Het antibioticum blijft dan een betrouwbaar wapen in de strijd tegen ernstige bacteriële ziekten. En voor milde infecties kunnen we rekenen op de natuurlijke wonderwapens van de natuur.

NATUURLIJKE ANTIBIOTICA ALS ALTERNATIEF EN AANVULLING

Natuurlijke geneeskrachtige stoffen zijn niet alleen veel gezonder, maar kunnen ook wonderen verrichten. Ze vernietigen niet de organismen die ze nodig hebben om te overleven. Integendeel - ons immuunsysteem wordt door natuurlijke antibiotica versterkt en infectieziekten worden genezen, verlicht of voorkomen.

Net als farmaceutische antibiotica hebben zij tot taak ons te ondersteunen in de strijd tegen bacteriële infecties waartegen het immuunsysteem alleen niet meer in staat is. Door hun infectiewerende eigenschap kunnen zij ook worden ingezet tegen ziekten waartegen de gangbare farmaceutische antibiotica geen kans maken en zijn zij dus ongelooflijk breed inzetbaar. In tegenstelling tot het klassieke antibioticum kon bij de natuurlijke alternatieven, zoals gezegd, tot nu toe geen resistentie worden aangetoond. Dit betekent dat we zelfs na herhaalde behandeling met dezelfde natuurlijke antibiotica geen immuniteit tegen de bestanddelen ontwikkelen. Dus na een succesvolle behandeling met een natuurlijk antibioticum kunnen we hetzelfde product ook op een later tijdstip weer gebruiken, omdat het zijn werkzaamheid behoudt. Wat een doorslaggevend voordeel is: op basis van onze ervaring kunnen wij zo kostbare kennis opbouwen over de wisselwerking tussen de natuurlijke stoffen en ons organisme.

De natuurlijke antibiotica en hun diverse bestanddelen bestrijden infecties, bevorderen de wondgenezing en stimuleren de vorming van nieuw weefsel. Bovendien voorzien zij het lichaam van waardevolle vitaminen, mineralen, sporenelementen en andere vitale stoffen. Hun actieve bestanddelen kunnen het immuunsysteem opbouwen nog voor het contact met schadelijke micro-organismen en ons daartegen beschermen. De plantaardige ingrediënten vernietigen onze nuttige darmbacteriën niet, maar beschermen ze. Aangezien de darmflora het grootste deel van het menselijk immuunsysteem uitmaakt, dragen natuurlijke antibiotica dus tegelijkertijd bij tot de versterking van de immuunafweer en de vermindering van de vatbaarheid voor infecties. Een intact darmmilieu maakt ook een betere opname en benutting van voedingsstoffen mogelijk, d.w.z. dat meer bruikbare stoffen de cellen bereiken, wat uiteindelijk het hele organisme ten goede komt. Dit is ook de reden waarom natuurlijke antibiotica niet alleen als geneesmiddel, maar ook als preventieve maatregel tegen ziekten kunnen worden ingenomen.

Wanneer we acute ziekteverschijnselen vertonen, kunnen natuurlijke antibiotica ons helpen de ziekteverwekkers vroegtijdig te bestrijden. Dit gebeurt in een stadium van ziekte waarin het lichaam nog bezig is met zijn eigen immuunsysteem en wij dat willen ondersteunen. Natuurlijke antibiotica kunnen specifiek worden gebruikt bij lichte of matige infecties zoals verkoudheid, griep, een beginnende blaasontsteking of infecties van de luchtwegen. Omdat ze weinig bijwerkingen veroorzaken, zijn ze ook een verstandig alternatief voor patiënten die over het algemeen slecht reageren op antibiotica uit de farmaceutische industrie. Of ze kunnen een nuttige aanvulling zijn tijdens een therapie met farmaceutische antibiotica. Soms is de infectie al zo ver gevorderd dat een farmaceutisch antibioticum nog nodig is. Als we dan parallel een natuurlijk antibioticum gebruiken, kan dit onze therapie extra ondersteunen door zowel onze darmflora als het immuunsysteem te beschermen tegen de schadelijke invloeden van de chemische stoffen. Zo helpen we ons immuunsysteem om sterker uit een ziekte te komen die het heeft overleefd, in plaats van het moeizaam weer op te moeten bouwen.

WAAR ZIJN NATUURLIJKE ANTIBIOTICA VAN GEMAAKT?

De ingrediënten van natuurlijke antibiotica zijn zeer divers. In elk geval zijn een of meer stoffen of ook combinaties van verschillende bestanddelen van de plant verantwoordelijk voor de antibiotische werking. Vanwege deze diversiteit kunnen de meeste natuurlijke antibiotica worden omschreven als zogenaamde multisubstantiemengsels. Het is ook mogelijk ingrediënten van verschillende planten te combineren om de gewenste antibiotische werkzaamheid te bereiken. Vaak zijn zeer werkzame stoffen zoals etherische oliën, zwavelverbindingen, tannines, bitterstoffen of flavonoïden verantwoordelijk voor de antibiotische werking. Zo kunnen zij de reproductie van bacteriën en micro-organismen remmen of zelfs volledig vernietigen. De ingrediënten werken vaak slijmoplossend, slijmoplossend en ontstekingsremmend. Afhankelijk van de plant en de combinatie is het spectrum aan gezondheidsbevorderende stoffen echter bijna oneindig.

De planten hebben deze beschermende stoffen vooral nodig wanneer natuurlijke vijanden wonden achterlaten. Zonder de afweerstoffen van de planten zouden deze wonden open poorten zijn voor gevaarlijke ziekteverwekkers. Planten kunnen zich op deze manier ook beschermen tegen schimmels, virussen en andere micro-organismen. Deze werkingswijze noemen we antimicrobieel. Antimicrobiële stoffen hebben als functie de groei van micro-organismen tegen te gaan. Natuurlijke antibiotica vormen dus een belangrijk onderdeel van de verdediging in de ecosystemen van de natuur. Duizenden jaren geleden ontdekte men deze beschermende functie van planten en leerde men ze therapeutisch te gebruiken in de natuurgeneeskunde. Want door deze planten te bewerken kunnen we gebruik maken van deze microbiële afweer van de natuur. Zo bevatten kruisbloemigen zoals mierikswortel en bijna alle lelieplanten zoals knoflook sterk antibiotische stoffen waarmee deze planten zich beschermen tegen schadelijke organismen.

Met behulp van specifieke procedures worden de natuurlijke stoffen geïdentificeerd, gekarakteriseerd en omgezet in natuurlijke stoffen. Als deze zorgvuldig worden verwerkt, worden ze geconserveerd en zijn ze, afhankelijk van de stof, maanden of zelfs jaren houdbaar. Dit betekent dat zij voor therapie kunnen worden gebruikt. Afhankelijk van de plant zijn natuurlijke antibiotica dus in de meest uiteenlopende vormen beschikbaar.

De werking van geneeskrachtige planten met antibiotische eigenschappen is veelzijdig. In tegenstelling tot veel preparaten die slechts de symptomen verlichten, werken deze natuurlijke middelen rechtstreeks tegen de ziekteverwekkers die de ziekte veroorzaken en remmen hun groei. Vaak is niet één enkel ingrediënt verantwoordelijk voor het effect van het natuurlijke middel. Het is bijna altijd een samenspel van veel verschillende stoffen. Sommige daarvan zijn nog niet onderzocht, omdat het spectrum van de natuur bijna oneindig is. Zo zijn er tot nu toe 160 verschillende bestanddelen van de aloë vera plant geïdentificeerd, die samen een effectief middel vormen voor het hele lichaam. Daarom is het ook begrijpelijk dat het precieze werkingsmechanisme van een plant niet altijd tot in het kleinste detail wetenschappelijk kan worden verklaard en bewezen.

NATUURLIJKE ANTIBIOTICA ZIJN GEEN WONDERMIDDEL

Hoewel de antibiotische werking van natuurlijke stoffen al duizenden jaren bekend is, is het gebruik ervan in de orthodoxe geneeskunde tot dusver beperkt gebleven. Een van de redenen hiervoor is dat natuurlijke antibiotica niet in hoge doses intraveneus kunnen worden toegediend. Bij farmaceutische antibiotica is dat wel mogelijk, maar bij natuurlijke antibiotica zouden allergische reacties kunnen optreden. Het gebruik van natuurlijke middelen als geneesmiddel is dus niet altijd mogelijk voor de patiënt. Bij een ernstige infectie zouden te veel hoeveelheden van het natuurlijke middel met te korte tussenpozen moeten worden ingenomen om het gewenste antibiotische effect te bereiken. Bovendien worden de natuurlijke ingrediënten vaak te snel weer afgebroken door het lichaam. Om het gewenste effect te bereiken zouden ze langer in het lichaam moeten blijven. Dit is ook de reden waarom ze vaak niet voldoende zijn voor de ernstigste infecties. De kruidenbestanddelen kunnen met de huidige methoden eenvoudigweg niet in de noodzakelijke dosis worden toegediend. Daardoor kunnen ze alleen worden gebruikt voor zwakke en matige infecties zoals milde aandoeningen van de luchtwegen en urineweginfecties, of als aanvulling op farmaceutische antibiotica. Voor ernstige infectieziekten moeten we momenteel nog steeds onze toevlucht nemen tot farmaceutische antibiotica.

WETENSCHAPPELIJKE STUDIES EN ONDERZOEKERS BEVESTIGEN DE OUDE TRADITIES

Toch zien we dat steeds meer deskundigen onderzoek doen naar natuurlijke antibiotica en andere natuurlijke middelen. Professor Dr. med. Uwe Frank, microbioloog en hygiënist en hoofd ziekenhuishygiëne van het academisch ziekenhuis van Heidelberg is een van hen. Hij heeft al verschillende boeken gepubliceerd over natuurlijke antibiotica en natuurlijke geneesmiddelen. Hij is er zeker van dat er binnenkort een plantaardig antibioticum zal zijn dat het farmaceutische antibioticum op sommige gebieden kan vervangen.

Hij ziet bijvoorbeeld een overeenkomstig potentieel in de ingrediënten van met name Oost-Indische kers. Dat komt door de in de plant aanwezige mosterdolie, die ook in tal van andere planten zoals knoflook, uien en prei voorkomt. Volgens professor Uwe Frank zijn deze mosterdoliën veelbelovend als natuurlijke antibioticavervanger.

Dit is ook bewezen door wetenschappelijk onderzoek. Een onderzoek waaraan kinderen en jongeren met acute bronchitis en acute blaasontsteking deelnamen, kwam tot een interessante conclusie: de kruidenpreparaten op basis van mosterdolie waren in het onderzoek even effectief als de farmaceutische antibiotica. Bovendien werd vastgesteld dat deze preparaten beter werden verdragen en minder bijwerkingen hadden dan conventionele farmaceutische antibiotica.

Bovendien hebben de mosterdoliën niet alleen een antibiotische werking, maar remmen ze ook de zogenaamde biofilms van de bacteriën. Biofilms zijn de verdedigingsmechanismen van bacteriën die hen beschermen tegen de chemische stoffen in conventionele farmaceutische antibiotica. Dit is bijzonder gunstig voor patiënten met blaaskatheters, legt professor Uwe Frank uit. Want bacteriën vormen vaak zulke biofilms op plastic oppervlakken zoals buizen. De onderzoekers hebben vastgesteld dat zich daar minder bacteriën opnieuw ophopen na gebruik van een plantaardig antibioticum. Dit is daarentegen heel gebruikelijk bij farmaceutische alternatieven en vormt vaak een uitdaging voor medici. Deze eigenschappen maken mosterdolie ongelooflijk waardevol in de strijd tegen multiresistente kiemen.

Ook de arts Dr. Thomas Rampp vertrouwt op het potentieel van natuurlijke antibiotica. Hij werkt als hoofdarts in de kliniek voor natuurgeneeskunde en integratieve geneeskunde in de ziekenhuizen van Essen-Mitte en is sinds 2002 hoofd van het instituut voor natuurgeneeskunde, traditionele Chinese en Indische geneeskunde in de ziekenhuizen van Essen-Mitte. Dr. Thomas Rupp heeft vele jaren ervaring in onderzoek op het gebied van traditionele geneeswijzen en heeft verschillende boeken geschreven op het gebied van natuurgeneeskunde. Volgens Dr. Rampp zijn natuurlijke antibiotica een effectief alternatief voor chemische farmaceutische antibiotica zoals die door de mens zijn gemaakt. Hij benadrukt dat er gevallen zijn waarin men zijn toevlucht neemt tot klassieke farmaceutische antibiotica, zoals longontsteking. Hij behandelt echter ook parallel met zogenaamde fytotherapeutica, d.w.z. kruidenmiddelen.

In ander wetenschappelijk onderzoek wordt ook gekeken naar natuurlijke alternatieven voor farmaceutische antibiotica en kan ook het werkingsmechanisme worden aangetoond.

In een studie is bijvoorbeeld het effect van salie nauwkeurig onderzocht. Salie wordt beschouwd als een aloud middel in de traditionele kruidengeneeskunde. Door zijn brede werkingsspectrum is het gebruik van salie zeer gebruikelijk voor de verlichting van hoest en keelpijn en voor de behandeling van slijmvliesontsteking en keelpijn. De studie kon de doeltreffendheid aantonen van natuurlijke stoffen uit salie tegen de verlichting van hoest, keelpijn en bronchitis. De combinatie van essentiële oliën, tannines en flavonoïden kan de groei en reproductie van virussen, schimmels en bacteriën remmen. In de overeenkomstige studie werd het antimicrobiële effect op verschillende soorten bacteriën aangetoond. De adstringerende werking van salie kan ook een positief effect hebben op de wondgenezing. Salvia officinalis, zoals salie in de medische terminologie wordt genoemd, is in het Europees Medicinaal Planten Woordenboek (HMPC) opgenomen als traditionele geneeskrachtige plant voor de behandeling van ontstekingen in mond en keel. Voorzichtigheid is echter geboden: Salie kan namelijk een toxisch effect hebben als de aanbevolen dosis wordt overschreden. Een precieze verduidelijking van de aanbevolen dosis bij een specialist is daarom in elk geval belangrijk. In de volgende hoofdstukken heb ik tips opgesomd die nuttig kunnen zijn bij het gebruik van natuurlijke middelen met antibiotische stoffen.

VOOR WELKE ZIEKTEN KUNNEN NATUURLIJKE ANTIBIOTICA WORDEN GEBRUIKT?

Natuurlijke antibiotica kunnen dankzij hun brede werkingsspectrum doeltreffend zijn tegen ongelooflijk veel kwalen en ziekten. Ze voorzien ons lichaam ook van aanvullende stoffen om ziekten te voorkomen. Het spectrum van natuurlijke antibiotica is zeer divers en soms zeer specifiek. Als we bedenken dat een plant honderden werkzame stoffen bevat, is het ook begrijpelijk dat veel van de stoffen en de combinatie van de verschillende stoffen nog niet onderzocht en wetenschappelijk bewezen zijn.

Natuurlijke antibiotica zijn uitstekend geschikt om de kwalen in een vroeg stadium van de ziekte te bestrijden. In het algemeen kunnen we met het gebruik van natuurlijke antibiotica het volgende bereiken:

- Bevordert de genezing van infecties.
- Bestrijdt schadelijke bacteriën, maar vaak ook virussen en schimmels zonder bijwerkingen.
- Verbeter de wondgenezing.
- Het immuunsysteem duurzaam versterken.
- Ondersteunt de ontgifting van het lichaam.
- Ons lichaam voorzien van mineralen, vitaminen en sporenelementen.

- Ondersteunen de effectiviteit van chemische antibiotica en compenseren hun bijwerkingen.
- Onze gezondheid en welzijn in het algemeen versterken.

De onderstaande lijst is slechts een klein deel van de ziekten die met natuurlijke antibiotica kunnen worden behandeld.

- Rhinitis & Sinusitis
  In het geval van een verkoudheid kan een vroegtijdige behandeling met natuurlijke antibiotica voorkomen dat deze leidt tot bijvoorbeeld sinusitis.
- Bronchitis
  Met de juiste behandeling kan bijvoorbeeld worden voorkomen dat virussen of bacteriën van keelpijn of hoest leiden tot tonsillitis, bronchitis of zelfs longontsteking.
- Astma
- Tandvleesontsteking
- Tonsillitis en andere keelinfecties en faryngitis
- Middenoorontstekingen
- Blaasontsteking en urineweginfectie
- Gastritis
- Inflammatoire darmziekte
- Conjunctivitis van het oog

- Acne
- Open wonden
  Hier is uitwendige behandeling met natuurlijke antibiotica mogelijk, bijvoorbeeld met een kurkuma-honingpasta, die ik beschrijf in het receptengedeelte van dit boek.

Of het zinvol is om bij een ziekte een beroep te doen op natuurlijke middelen moet van geval tot geval worden bekeken. Bij een lichte ziekte kunnen natuurlijke antibiotica ons uitstekend ondersteunen en een erger verloop van de ziekte voorkomen. We kunnen hiervoor contact opnemen met onze gespecialiseerde arts, ons laten adviseren in de apotheek en precies nagaan hoe effectief de natuurlijke middelen zijn.

Als de symptomen van de ziekte al sterker zijn of als de gezondheidstoestand verslechtert, is een bezoek aan een specialist onvermijdelijk. Hij kan een gedetailleerde diagnose stellen van de symptomen van de ziekte en de kiemen nauwkeurig analyseren, zodat hij ons kan adviseren en begeleiden over het soort behandeling en de therapeutisch effectieve dosering. Ik wil er hier nogmaals op wijzen hoe belangrijk het is dat de aard van de ziekte precies wordt opgehelderd, of het nu gaat om een therapie met natuurlijke of farmaceutische antibiotica: Zoals bekend hebben veel dagelijkse infecties een virale oorzaak. Aangezien conventionele farmaceutische antibiotica alleen bacteriën kunnen bestrijden, zijn zij hier niet effectief en kunnen de natuurlijke antibiotica om deze reden een verstandig alternatief zijn. Als er al sprake is van sterkere medicijnen zoals farmaceutische antibiotica, adviseer ik een parallelle behandeling met natuurlijke antibiotica om het herstel en het immuunsysteem te ondersteunen en de bijwerkingen en nawerkingen van het chemische middel zo klein mogelijk te houden. Ook hier is het belangrijk een arts te raadplegen om interacties en bijwerkingen uit te sluiten. We behandelen dit onderwerp in het hoofdstuk "Het juiste gebruik door een bewust gebruik van natuurlijke antibiotica", waar we leren hoe natuurlijke antibiotica bewust te gebruiken.

PRODUCTIE EN DOSERING VAN NATUURLIJKE ANTIBIOTICA

Natuurlijke antibiotica kunnen in de meest uiteenlopende vormen worden geproduceerd en ingenomen. Afhankelijk van de benodigde ingrediënten worden de natuurlijke stoffen geselecteerd en gebruikt voor een specifieke behandeling. De manier waarop ze worden geconsumeerd varieert.

Veel van onze dagelijkse voedingsmiddelen bevatten antibiotische stoffen. De dosering, de bereiding en de vorm van inname zijn echter bepalend voor het bereikte effect. Zo profiteren wij van de waardevolle bestanddelen in de vorm van vitaminen, mineralen en sporenelementen wanneer wij de desbetreffende voedingsmiddelen of voedingssupplementen innemen. Ook de andere gezondheidsbevorderende werkingen en werkzame stoffen hebben een positief effect op onze gezondheid. Zo zijn ze waardevol als preventie van ziekten en ter versterking van het immuunsysteem. We bereiken het gewenste effect met de aanwezige antibiotische stoffen echter alleen als we ze in een bepaalde vorm en meestal in een hogere concentratie innemen.

Sommige medicinale plantentoepassingen kunnen we zelf maken volgens instructies. We kunnen de natuurlijke ingrediënten in onze tuin kweken, zelf maken en bewaren voor het medicijnkastje of kopen als voedsel. Andere middelen zijn moeilijker en duurder om te maken en de kwaliteit en dosering van de werkzame bestanddelen kan variëren.

Moderne procédés maken het tegenwoordig mogelijk om kruidengeneesmiddelen in grote hoeveelheden te produceren. Ofwel wordt de hele plant of slechts bepaalde delen ervan verwerkt, ofwel worden verschillende natuurlijke middelen gemengd. Dienovereenkomstig zijn er gestandaardiseerde eindpreparaten in de vorm van natuurlijke geneesmiddelen of voedingssupplementen als tabletten, capsules, sappen, druppels of zalven, maar ook als essentiële oliën. Ze zijn verkrijgbaar in apotheken, gespecialiseerde winkels of online. De meeste zijn gemakkelijk te gebruiken, gemakkelijk te doseren, lang houdbaar en gemakkelijk overal in te nemen. Ze garanderen ook een vast gehalte aan werkzame stoffen en hun werking, verdraagbaarheid en kwaliteit zijn getest.

Apothekers en medisch specialisten kunnen ons adviseren over de vorm, de concentratie en de dosering waarin de desbetreffende producten moeten worden gebruikt. Met de juiste toepassing en dosering bereiken we dat ze als een natuurlijk antibioticum infecties bestrijden. Dit hangt af van de eigenschap van het desbetreffende product.

In ieder geval is het bij het gebruik van natuurlijke antibiotica van essentieel belang aandacht te besteden aan de kwaliteit van de desbetreffende stoffen, om er zeker van te zijn dat zij de verwachte ingrediënten in voldoende dosering bevatten. Wanneer ik zelf natuurlijke antibiotica maak, let ik erop dat de producten vers en natuurlijk zijn, zonder pesticiden zijn geteeld en over het algemeen van een gezonde bron afkomstig zijn. Bij het kopen van kant-en-klare preparaten kunnen een vertrouwelijke bron en eventuele certificeringen informatie verschaffen over de kwaliteit van de producten.

De lijst van planten en natuurlijke stoffen met een antibioticabestendige werking is eindeloos, daarom geef ik hier geen lijst. Want in de wereld van de natuurlijke remedies zijn er talloze planten met antibiotische stoffen die op de meest uiteenlopende manieren kunnen worden gebruikt. Hun werkingsmechanismen kunnen zeer complex zijn. Een precies begrip ervan is cruciaal voor een succesvolle therapie. Verderop in dit boek zal ik een kleine selectie van natuurlijke antibiotica beschrijven die gemakkelijk voor ons beschikbaar zijn of die we zelfs zelf kunnen produceren. Volgens het motto van de historisch belangrijke arts Hippocrates: Uw voedsel moet uw geneesmiddel zijn en uw geneesmiddel moet uw voedsel zijn. Daarnaast verwijs ik aan het eind van het boek naar enkele bronnen voor verdere informatie. Daar vindt u ook verwijzingen naar lijsten van antibiotische stoffen en hun voorkeursgebied.

CORRECT GEBRUIK DOOR BEWUSTE OMGANG MET NATUURLIJKE ANTIBIOTICA

Als we besluiten natuurlijke antibiotica te gebruiken, is het belangrijk eerst duidelijk te weten wat we ermee willen bereiken. Pas als we dat begrijpen kunnen we afwegen of zelfhulp geschikt is of dat we er een arts bij moeten betrekken.

Op internet vinden we veel nuttige informatie over natuurlijke remedies: Dit kunnen getuigenissen zijn, boeken of artikelen uit vakbladen. We kunnen ook naar de apotheek gaan voor advies, vooral als we geïnteresseerd zijn in specifieke stoffen of procedures. Vooral op internet moeten we er altijd voor zorgen dat we een betrouwbare bron kiezen. Ook op dit gebied is er veel misleidende reclame en oppervlakkig onderzochte informatie.

In het algemeen en vooral wanneer we weinig ervaring hebben met natuurlijke middelen, bieden specialisten en artsen altijd een veilige weg. Door middel van een nauwkeurige diagnose kunnen zij ons adviseren over het juiste gebruik en de juiste methoden van natuurlijke antibiotica. Zij weten welke behandelingsvormen ons ter beschikking staan en kunnen ons begeleiden bij het genezingsproces. Want alleen als we de natuurlijke antibiotica op de juiste manier gebruiken, bereiken we het gewenste effect.

Eigenlijk zijn natuurlijke middelen met antibiotische werking gemakkelijk te gebruiken en vaak ongevaarlijk. Door hun uiteenlopende werkingsmechanismen, die afhankelijk van de dosering sterk kunnen variëren, zijn ze echter ook zeer complex en daarom niet altijd geschikt. Vooral in het geval van ernstige ziekten zijn ze vaak niet voldoende en zijn we aangewezen op de conventionele geneeskunde. Artsen kunnen ons via de diagnose adviseren of een natuurlijk antibioticum kan worden gebruikt of dat we al onze toevlucht moeten nemen tot het chemische middel. Zij kunnen ons dan de aanbevolen therapie dienovereenkomstig begeleiden.

Als we een behandeling met farmaceutische middelen niet kunnen vermijden, kan de specialist ons helpen een natuurlijk middel te kiezen voor een parallelle behandeling. Het is belangrijk een natuurlijk middel te kiezen dat ons immuunsysteem effectief versterkt tijdens de behandeling met de chemische middelen. Onze eigen kennis en ervaring zijn zeer nuttig om met de arts te delen. Hij kan ook de interacties en bijwerkingen beoordelen die kunnen optreden door de combinatie van geneesmiddelen. Zo worden we veilig behandeld, herstellen we sneller en worden we in de toekomst minder ziek.

Er zijn verschillende richtingen en methoden van natuurgeneeskunde, die gebaseerd zijn op verschillende modellen en theorieën. De uitoefening van het beroep van natuurgeneeskundige is in Duitsland, Oostenrijk en Zwitserland verschillend geregeld. Terwijl in Oostenrijk de beoefening van de geneeskunst uitsluitend is voorbehouden aan artsen, is in Duitsland een staatsvergunning vereist. In Zwitserland bestaat sinds enkele jaren een erkende titel voor de uitoefening van het beroep van Heilpraktiker voor vier specifieke specialisaties: Ayurvedische geneeskunde, homeopathie, traditionele Chinese geneeskunde en traditionele Europese natuurgeneeskunde. Het beste is een arts te kiezen die geneeswijzen beoefent waarmee wij ons kunnen identificeren. Alleen als we de arts vertrouwen en hij een geneeswijze toepast die we voor ons geschikt achten, kunnen we een holistische genezing verwachten.

Ook gezonde voeding en de invloed van factoren als stress mogen niet worden onderschat. Wanneer we te maken hebben met natuurlijke remedies, wordt het nog duidelijker hoe voeding en de psyche onze gezondheid beïnvloeden. Als we ons bijvoorbeeld willen versterken of zelfs genezen met kurkuma, maar verder alleen maar junkfood of ander voedsel van slechte kwaliteit eten, kan zelfs het natuurlijke middel niet veel uitrichten. Als we voortdurend gestrest zijn, kan dit ook een behoorlijk effect hebben op onze spijsvertering en ons organisme. Het waardevolle effect van het natuurlijke antibioticum kan dan zijn effectiviteit verliezen. Door met natuurlijke middelen om te gaan, nemen we dus automatisch meer verantwoordelijkheid voor onze gezondheid en ons welzijn.

GENEESKRACHTIGE PLANTEN ZIJN OOK ONDERWORPEN AAN WETTELIJKE RICHTLIJNEN

De term "natuurlijke antibiotica" wordt in de hedendaagse geneeskunde slechts voorzichtig gebruikt. Wanneer men het over antibiotica heeft, worden vooral de tegenwoordig veel gebruikte farmaceutische antibiotica bedoeld, die meestal synthetisch worden geproduceerd. Daar zijn waarschijnlijk verschillende redenen voor, waarvan één de wettelijke richtlijnen zouden kunnen zijn.

In de EU bijvoorbeeld is de verkoop van natuurlijke geneesmiddelen duidelijk geregeld. De verkoop van alle geneesmiddelen op basis van geneeskrachtige planten waarvoor geen vergunning is verleend, is in de EU verboden. Wie dus producten aanbiedt die van geneeskrachtige kruiden zijn gemaakt en een helende werking beloven, moet dezelfde uitgebreide en soms dure testprocedure doorlopen als voor geneesmiddelen. Het maakt niet uit dat kruiden en planten uit de natuur al duizenden jaren hun waarde hebben bewezen. Volgens de Europese richtlijn inzake het gebruik van traditionele en kruidengeneesmiddelen (THMPD) zijn de verkoop en het gebruik van producten en geneeskrachtige kruiden dus sterker gereguleerd. Dit is een EU-richtlijn om de toelatingsprocedure voor traditionele kruidenpreparaten die in de geneeskunde worden gebruikt, te standaardiseren. Natuurlijke producten zijn dus opnieuw aangemerkt als geneesmiddelen, die wettelijk moeten worden goedgekeurd. In alle landen van de EU is het dus verboden producten van geneeskrachtige kruiden of planten te verkopen waarvoor geen vergunning is verleend. De THMPD bepaalt dat alle kruidenproducten die niet als levensmiddelen worden beschouwd - zoals specerijen of knoflook - een THMPD-registratie moeten hebben om legaal op de markt te blijven.

Enerzijds kan dit bijdragen tot de algemene veiligheid bij de omgang met geneesmiddelen. Voor veel kleine fabrikanten van natuurlijke geneesmiddelen betekent het echter dat zij om financiële redenen de dure testprocedure niet kunnen doorlopen. Dit kan de financieel sterkere farmaceutische bedrijven meer ruimte op de markt geven en voor ons betekenen dat waardevolle natuurlijke geneesmiddelen moeilijker verkrijgbaar zijn.

Toch biedt de natuur ons talloze stoffen die gemakkelijk verkrijgbaar zijn in de vorm van voeding, voedingssupplementen of gecertificeerde natuurlijke geneesmiddelen. Het is belangrijk dat we ons voldoende informeren, dat we de behandeling bespreken met een specialist in geval van twijfel of ernstige symptomen en dat we de ziekte goed in de gaten houden.

NATUURLIJKE ANTIBIOTICA - OVERZICHT

Over de werking en het effect van natuurlijke antibiotica kunnen we dus het volgende stellen:

- Natuurlijke antibiotica zijn natuurlijke werkzame stoffen uit planten die zonder intensieve chemische bereiding worden verkregen en gebruikt. Zij hebben tot taak ons te ondersteunen in de strijd tegen bacteriële infecties waartegen het immuunsysteem alleen niet meer kan vechten.
- Natuurlijke antibiotica zijn vaak niet alleen een antibioticum, maar ook een anti-infectiemiddel. Dit betekent dat ze niet alleen bacteriën kunnen bestrijden, maar vaak ook werkzaam zijn tegen virussen, schimmels of andere micro-organismen. Dit hangt af van de specifieke stof of het mengsel van verschillende stoffen. Dit is meestal het gevolg van het feit dat het zogenaamde multi-substantiemengsels zijn.
- De term multisubstantiemengsels betekent dat zij uit verschillende stoffen bestaan. In het geval van natuurlijke antibiotica gaat het vaak om essentiële oliën, zwavelverbindingen, tannines, bitterstoffen of flavonoïden, die

allemaal antibiotische eigenschappen hebben.
- Natuurlijke antibiotica kunnen worden gebruikt voor milde en matige infecties zoals verkoudheid, griep, een beginnende blaasontsteking of infecties van de luchtwegen.
- Vaak zijn natuurlijke antibiotica ook werkzaam tegen andere ziekten en aandoeningen.
- Ze zijn vooral geschikt voor patiënten die slecht reageren op farmaceutische antibiotica.
- Zij veroorzaken over het algemeen minder bijwerkingen dan farmaceutische antibiotica.
- Ze kunnen een nuttige aanvulling zijn tijdens een behandeling met farmaceutische antibiotica.
- Natuurlijke antibiotica leveren ons waardevolle stoffen zoals vitaminen, mineralen en sporenelementen.
- Ze beschermen ons immuunsysteem en onze darmflora.
- Daarom kunnen ze ook worden gebruikt als preventieve maatregel tegen ziekten en om het immuunsysteem te versterken.
- Er zijn geen resistenties van natuurlijke antibiotica bekend. Dit betekent dat natuurlijke antibiotica geen immuniteit

ontwikkelen tegen de micro-organismen die zij moeten bestrijden. We kunnen dezelfde natuurlijke antibiotica dus steeds opnieuw gebruiken als we opnieuw ziek worden of om ons immuunsysteem te versterken, omdat ze hun doeltreffendheid behouden.

- Natuurlijke antibiotica kunnen worden ingenomen in de vorm van voedsel, extracten of capsules, gebrouwen als thee of uitwendig toegepast als bad of zalf. Ze zijn ook verkrijgbaar als essentiële olie. De vorm van inname en de dosering spelen een doorslaggevende rol en zijn afhankelijk van de eigenschap en de toepassing van het desbetreffende product.
- Moderne procédés maken het thans mogelijk kruidengeneesmiddelen in grote hoeveelheden te produceren. Zo zijn er gestandaardiseerde eindpreparaten te koop in de vorm van natuurlijke geneesmiddelen of voedingssupplementen.
- Sommige natuurlijke antibiotica zijn gemakkelijk zelf te maken.

NATUURLIJKE ANTIBIOTICA - VOORZICHTIG

Hieronder volgen de belangrijkste tips voor het gebruik van natuurlijke antibiotica:

- Bij het gebruik van natuurlijke antibiotica moet worden gelet op de kwaliteit van de desbetreffende stoffen en de therapeutisch doeltreffende dosering. Daarom moeten wij ons nauwkeurig informeren over de stoffen en hun werkingsmechanismen. Naast informatie van internet, vaktijdschriften en boeken, kunnen apothekers en artsen ons vertellen over de doeltreffendheid, de dosering en de wijze van inname van de natuurlijke stoffen.
- Ook bij de productie van uw eigen natuurlijke antibiotica moet aandacht worden besteed aan de kwaliteit. De producten moeten natuurlijk zijn, zonder pesticiden en verkregen uit een gezonde bron.
- Aangezien vaak niet één enkel ingrediënt verantwoordelijk is voor de werking van het natuurlijke middel, maar een samenspel van vele verschillende stoffen, kan het gebeuren dat het spectrum ervan niet altijd tot in het

kleinste detail wetenschappelijk kan worden verklaard.

- Natuurlijke antibiotica kunnen met de huidige toedieningsvormen niet intraveneus worden toegediend. Dit zou noodzakelijk zijn in het geval van een ernstige infectie. Er zouden echter te veel hoeveelheden van het natuurlijke middel in te korte tussenpozen moeten worden ingenomen, wat te veel zou zijn voor het lichaam en mogelijk allergische reacties zou kunnen veroorzaken.
- Veel bestanddelen van natuurlijke antibiotica worden te snel door het lichaam afgebroken. Om het gewenste antibiotische effect te bereiken, zouden ze langer in het lichaam moeten blijven.
- Dit is ook de reden waarom zij vaak niet volstaan voor de ernstigste infecties. De kruidenbestanddelen kunnen met de huidige methoden eenvoudigweg niet in de noodzakelijke dosis worden toegediend.
- Natuurlijke antibiotica kunnen daarom vaak alleen worden gebruikt voor milde of matige bacteriële infecties. Voor ernstige bacteriële infecties zijn we meestal aangewezen op farmaceutische antibiotica.

- Zoals bij elke vorm van medicatie is het ook bij natuurlijke antibiotica van belang dat duidelijk is hoe het desbetreffende product moet worden ingenomen. Kennis van de effecten van verschillende stoffen die parallel worden ingenomen, van interfererende voedingsmiddelen en van andere geneesmiddelen is eveneens van cruciaal belang. Zoals alle geneesmiddelen en planten hebben ook natuurlijke antibiotica uiteenlopende effecten. Een nauwkeurige verduidelijking van de dosering, de innamehoeveelheid en de behandelingsduur is van cruciaal belang.
- Indien tijdens de behandeling met natuurlijke antibiotica de symptomen en de toestand van de ziekte verergeren of indien koorts, allergische reacties of andere malaise aan de bestaande ziekteverschijnselen worden toegevoegd, is een bezoek aan de arts onvermijdelijk.
- In geval van twijfel en medische behandeling met natuurlijke antibiotica moet altijd het advies van een deskundige zoals een arts of apotheker worden ingewonnen.
- Kruidengeneesmiddelen zijn ook onderworpen aan wettelijke richtlijnen. In de

EU is de verkoop van natuurlijke geneesmiddelen duidelijk geregeld. Alleen toegelaten geneesmiddelen op basis van geneeskrachtige planten mogen worden verkocht. Deze zijn onderworpen aan strenge voorschriften en vergunningsprocedures.

- Hoofdstuk 3 -

HET PRAKTISCHE GEBRUIK VAN NATUURLIJKE ANTIBIOTICA

Er zijn talloze natuurlijke remedies die mij de afgelopen jaren op bijzondere wijze hebben begeleid. Een aantal daarvan zal ik op de volgende pagina's nader toelichten. De lijst van positieve gezondheidseffecten van deze natuurlijke antibiotica is indrukwekkend. Het gebruik ervan alleen kan echter zeker niet alle ziekten voorkomen, noch bestaande ziekten gemakkelijk ongedaan maken.

Indien goed verdragen, raad ik iedereen aan deze natuurlijke antibiotica te gebruiken als voeding ter ondersteuning van het immuunsysteem en de spijsvertering. Eigen ervaring met het gebruik van de kruidenmiddelen, getuigenissen zoals dit boek en andere publicaties kunnen zeer nuttig zijn. Bij twijfel of vragen is veel informatie te vinden in boeken en op internet. En natuurlijk van apothekers en medisch specialisten. In het hoofdstuk "Het juiste gebruik door een bewuste omgang met natuurlijke antibiotica" heb ik hierover enkele tips gegeven.

KNOFLOOK - DE WONDERBOL

Er wordt aangenomen dat knoflook het krachtigste natuurlijke antibioticum bevat dat in de natuur voorkomt: allicine. Knoflook is niet alleen een alleskunner in de keuken, maar ook ongelooflijk waardevol als geneesmiddel. Het heeft een antibacteriële werking, helpt bij ontstekingen, remt de groei van schimmels en ondersteunt de spijsvertering. Het is dan ook niet verwonderlijk dat het gebruik van knoflook een lange traditie heeft in vele culturen en dat het tegenwoordig bijna overal ter wereld te vinden is. Maar dit was niet altijd het geval. Want de geneeskrachtige plant is zowel een zegen als een vloek. Een zegen, omdat hij ongelooflijk veel genezende effecten heeft in het lichaam, waardoor hij een van de belangrijkste geneeskrachtige planten van allemaal is. Een vloek, omdat de geur en de fysieke uitademing na consumptie gewoon ongelooflijk sterk zijn.

Knoflook is altijd al gebruikt, niet alleen als smaakmaker, maar ook als geneesmiddel. Zijn oorspronkelijke thuis is in de steppen van Centraal-Azië, waar hij zo'n 5000 jaar geleden al werd geteeld. Het was al een van de beschermde geneesmiddelen in de oude Indiase geneeskunde. Samen met de ui kwam knoflook via het Nabije Oosten naar Egypte en uiteindelijk naar Europa.

Egypte werd beschouwd als het knoflookland van de oudheid. Door de teelt haalden de Egyptenaren veel van de scherpte uit knoflook en uien. Zo maakten ze beide een belangrijk onderdeel van het dieet van het gewone volk. Arbeiders die de piramides bouwden kregen knoflook, rauwe uien en radijs. Dit zijn allemaal geneeskrachtige planten die antibiotische stoffen bevatten. Met hun hulp werden de enorme legers mensen versterkt en beschermd tegen vermagering en besmettelijke ziekten. De bol werd beschouwd als een heilige plant en werd aan de farao's gegeven als grafgift op hun laatste reis.

Knoflook vond zijn weg naar Europa en werd door de Grieken, Romeinen, Galliërs en Germanen gebruikt als eetbare plant, specerijplant en geneeskrachtige plant. Toen Romeinse artsen naar een nieuw land kwamen, plantten ze eerst knoflook. Naast de vele andere toepassingen diende knoflook de Romeinse soldaten op hun lange marsen ook als middel tegen voetschimmel. Hippocrates beschreef de bol al in de kruidenboeken van de oudheid.

Maar overal waar knoflook werd aangeplant en medicinaal werd gebruikt, waren de belangrijkste toepassingsgebieden bijna altijd dezelfde: spijsverteringsstoornissen, ademhalingsziekten, huidaandoeningen, allerlei infecties, wormbesmettingen, nierzwakte en algemene zwaktes werden destijds met knoflook behandeld.

Vandaag de dag is knoflook populair in bijna alle culturen wereldwijd. Behalve om zijn kruidige eigenschappen wordt het ook gewaardeerd om zijn geneeskrachtige werking. Het is vooral bekend om het gezond houden van het bloed, het hart en de bloedvaten. Veel minder bekend is dat knoflook de darmen desinfecteert en ook verbazingwekkende effecten kan hebben op diabetes en zelfs kanker.

De scherpe geur van knoflook heeft de mensen altijd verdeeld. Toch heeft het een vaste plaats in het dieet. In ons eigen belang moeten we wat toleranter worden tegenover de geur, want talloze studies en publicaties hebben het brede spectrum aan effecten van knoflook onderzocht en gedocumenteerd.

Overigens dateert het eerste wetenschappelijke bewijs van de sterke antibacteriële en dus antibiotische werking van knoflook uit 1858. De wereldberoemde microbioloog Louis Pasteur kon dit voor het eerst in een onderzoek aantonen.

DE INGREDIËNTEN VAN KNOFLOOK

Het wereldwijde gebruik van knoflook is zo zinvol omdat knoflook een beetje van bijna alle voedingsstoffen bevat die het menselijk lichaam nodig heeft.

De belangrijkste stof die verantwoordelijk is voor de verschillende genezende effecten van knoflook is de zwavelverbinding allicine. Wanneer het teentje wordt verwerkt en aan de lucht wordt blootgesteld, wordt dit gevormd uit de alliïne die het bevat. Daarnaast bevat de geneeskrachtige plant andere zwavelverbindingen, evenals mosterdolie, etherische olie, flavonoïden, vitaminen en mineralen.

Zij hebben kiemdodende eigenschappen in die zin dat zij kunnen optreden tegen allerlei micro-organismen, parasieten, bacteriën, virussen, schimmels, amoeben en wormen zonder de nuttige darmbacteriën aan te tasten.

Het positieve algemene effect van knoflook op de gezondheid is uiteindelijk te danken aan de combinatie en verbinding van de bestanddelen. Met name de zwavelverbinding allicine wordt echter beschouwd als de stof waaraan knoflook niet alleen zijn geur maar ook zijn belangrijkste werking dankt.

HET EFFECT VAN KNOFLOOK

Knoflook staat bekend om een groot aantal genezende effecten, waarvan vele nu wetenschappelijk zijn bewezen. Zijn zwavelverbindingen ontgiften en ondersteunen de lever. De stoffen die het bevat kunnen een hoge bloeddruk in evenwicht brengen en zo slagaderlijke problemen, beroertes en hartaanvallen voorkomen. Het kan worden gebruikt om vele soorten schimmels te behandelen, zoals darmschimmel en huidschimmel, maar ook wratten, likdoorns en herpes.

Ook is aangetoond dat knoflook een kankerbestrijdende werking heeft. Het is dus een natuurlijk middel ter voorkoming van kanker en als begeleiding bij kankertherapieën.

Knoflook kan bijdragen tot een betere maag- en spijsverteringsfunctie. Het is daarom een traditioneel middel tegen spijsverteringsproblemen zoals constipatie, diarree en maagpijn.

Door zijn antivirale en antibacteriële werking kan knoflook worden gebruikt om een groot aantal infectieziekten te bestrijden. De geneeskrachtige plant kan ziektekiemen bestrijden bij infecties van de luchtwegen zoals verkoudheid, bronchitis, hoest, keelpijn of griep, maar ook bij infecties van de urinewegen zoals blaasontsteking. En dit zonder de bijwerkingen die te vrezen zijn bij farmaceutische antibiotica.

Voordat farmaceutische antibiotica werden ontwikkeld, gebruikten natuurgeneeskundigen vaak knoflook om infecties te bestrijden. De bestanddelen ervan ondersteunen het immuunsysteem, waardoor infecties sneller genezen. Als de arts een antibioticum adviseert, kan knoflook dus ter ondersteuning worden gebruikt. Het vermindert ook de bijwerkingen van de medicatie, onder andere door ons darmstelsel te beschermen en ons te voorzien van waardevolle voedingsstoffen.

Knoflook kan daarom een natuurlijk antibioticum worden genoemd. Het werkt in sommige gevallen zelfs beter dan farmaceutische antibiotica. Bijvoorbeeld wanneer bacteriën al resistent zijn tegen antibiotica. De juiste behandeling moet echter worden bepaald door opheldering bij een specialist.

In de homeopathie en vele andere natuurgeneeskundige geneeswijzen wordt knoflook in verschillende vormen ook gebruikt tegen een groot aantal ziekten, zoals ontsteking van de luchtwegen en spijsverteringsstoornissen.

Zowel de Traditionele Chinese Geneeskunde (TCM) als de Ayurveda bevestigen de bovengenoemde effecten van knoflook met een eenvoudig te begrijpen visie. Volgens deze wordt knoflook geclassificeerd als verwarmend voor het lichaam. De scherpe smaak maakt onder meer stagnaties van bloed en energie los, verdrijft ziekteverwekkende factoren, opent de poriën en bevordert het zweten. Hierdoor is knoflook in staat binnendringende kou te verdrijven en het lichaam te verwarmen. Dit maakt het nog begrijpelijker waarom knoflook zo geschikt is voor de behandeling van verkoudheid en de verbetering van de vaattoestand. Want juist bij winterziekten zoals verkoudheid is het opwekken van warmte in het lichaam belangrijk om de ziekteverwekkers te bestrijden.

RISICO'S EN BIJWERKINGEN VAN KNOFLOOK

De verwarmende eigenschap betekent echter ook dat knoflook juist vanwege deze functie niet noodzakelijkerwijs voor iedereen en in elke situatie geschikt is. Het gebruik van knoflook wordt bijvoorbeeld niet bij alle verkoudheden of griepachtige infecties aanbevolen als deze al gepaard gaan met koorts. Ook bij andere ziekten kan de vurige eigenschap van knoflook een verergering van de symptomen betekenen. Daarom is knoflook niet altijd het juiste geneesmiddel, ondanks zijn brede werkingsspectrum en zijn reputatie als wondermiddel.

Knoflook wordt beschouwd als zeer goed verdragen en voor bijwerkingen hoeft zelden te worden gevreesd wanneer knoflook in de keuken wordt geconsumeerd. Maar zoals bij alle voedingsmiddelen en stoffen zijn er uitzonderingen en hangt het natuurlijk af van de dosis.

Bij het eten van zeer grote hoeveelheden zijn maag- en darmklachten mogelijk of kunnen intolerantiereacties, buikpijn of hoofdpijn optreden. Tijdens de borstvoeding kan de consumptie van knoflook door de moeder bij gevoelige baby's onaangename winderigheid veroorzaken. Interacties met andere geneesmiddelen bij hoge doses knoflook zijn eveneens mogelijk. Verduidelijking bij een specialist is daarom altijd aan te bevelen.

HET GEBRUIK VAN KNOFLOOK

Onderzoek is het er niet helemaal over eens of het beter is de verse, rauwe teentjes knoflook te eten of ze te consumeren in de vorm van kant-en-klare preparaten of extracten. De sterke geur van knoflook, die het in de natuur beschermt tegen roofdieren, doet sommige mensen ook terugdeinzen voor het eten ervan.

Voor wie tegen de geur kan, worden de verse teentjes aanbevolen. Want men zegt dat vers geplette knoflook de beste leverancier is van werkzame stoffen. Dat is begrijpelijk, want waardevolle stoffen zoals vitaminen kunnen door de verwerking tot eindproducten verloren gaan. Of het kan gebeuren dat alleen afzonderlijke werkzame stoffen uit de knoflook in de verwerkte producten zijn geïsoleerd.

Andere deskundigen beweren echter dat knoflookpastilles qua algemeen effect niet onderdoen voor verse knoflook. Ik raad daarom aan de juiste vorm van inname te kiezen, afhankelijk van uw levenssituatie en mogelijkheden.

De inname van een grote hoeveelheid werkzame allicine is waarschijnlijk alleen mogelijk als de knoflook vers wordt gegeten. Dit is echter ook alleen mogelijk als de knoflook op de juiste wijze is bewaard.

Knoflookbollen moeten op een koele, droge plaats in de keuken worden bewaard. In een warm klimaat kunnen ze ook worden bewaard in het groentevak van de koelkast. Zodra een bol is geopend, moet hij binnen ongeveer 10 dagen worden gebruikt om te voorkomen dat de teentjes uitdrogen. Als algemene regel geldt: hoe verser en sappiger, hoe beter.

Om de sterke geur enigszins te verzachten, kan het bij consumptie worden gecombineerd met andere voedingsmiddelen zoals gember, rauwe peterselie, melk of citroen. Achteraf kauwen op een koffieboon kan ook de scherpe smaak neutraliseren, tenminste in de mond.

In het algemeen adviseer ik om een medische behandeling met natuurlijke geneesmiddelen altijd te bespreken met een medisch specialist. Hij kan ons adviseren, een exacte diagnose stellen en het type behandeling bepalen. Hij kan ook reeds bestaande aandoeningen en interacties met andere geneesmiddelen bij de behandeling betrekken.

KNOFLOOK IN HET MEDICIJNKASTJE - RECEPTEN

Het gebruik van knoflook met al zijn geneeskrachtige werking is bijzonder nuttig in het medicijnkastje, omdat de bol zo gemakkelijk en meestal goedkoop te verkrijgen is, en thuis heel gemakkelijk te verwerken is.

Veel deskundigen raden aan het rauw te eten om ten volle te profiteren van alle effecten. Om ziekte te voorkomen kan bijvoorbeeld dagelijks één teentje knoflook worden geconsumeerd. Maar voor ziektesymptomen zoals infecties of een beginnende blaasontsteking, een schimmelinfectie of een verkoudheid, kunnen het ook 2 teentjes of meer zijn.

De knoflook kan worden geplet met een mes of, nog beter, met een knoflookpers of vijzel. Vervolgens laat men het 10 minuten trekken zodat de werkzame stof allicine zich kan vormen.

Vooral in de wintermaanden gebruik ik graag bewust wat meer knoflook om mijn immuunsysteem te ondersteunen en ziekte te voorkomen. Dat kan gemakkelijk door het niet alleen in de keuken te gebruiken, maar ook bij de bereiding van saladedressings, knoflookboter of als thee.

Knoflook thee

Thee om het immuunsysteem te versterken, de spijsvertering te ondersteunen of bijvoorbeeld tegen een verkoudheid, kan heel eenvoudig worden bereid op basis van knoflook. Ik hak een paar teentjes knoflook fijn en giet er kokend water over. Na een paar minuten is de thee klaar om te drinken.

Om het onbekende aroma van de thee wat aangenamer te maken, kan het bijvoorbeeld worden gecombineerd met gember, dat zelf als een natuurlijk antibioticum wordt beschouwd en ook verwarmende eigenschappen heeft. Ik meng er ook graag wat citroensap en honing doorheen, waardoor het nog meer werkzame stoffen krijgt en de smaak van de knoflook verder neutraliseert.

Knoflooksap
Als ik het effect een beetje wil vergroten, bijvoorbeeld als ik niet alleen het immuunsysteem wil ondersteunen maar al tegen een verkoudheid of griep vecht, neem ik graag mijn toevlucht tot dit eenvoudige recept voor een effectief huismiddeltje: Hiervoor wordt een rauw teentje knoflook geperst en gemengd met 1 eetlepel citroensap en 1 eetlepel honing. Dit sap kan tot vijf keer per dag worden ingenomen.

Knoflook bouillon
Een soortgelijk huismiddeltje helpt bij bacteriële diarree: Kook 1 bol knoflook samen met een paar plakjes verse gember in ½ l water. Zeef het afkooksel en drink het in kleine slokjes warm op.

Knoflookolie
Olie kan de effectiviteit van de stoffen in knoflook verder versterken. Dit kan heel gemakkelijk en snel worden bereid. Hak 4 teentjes knoflook fijn en doe ze in een pan met 3 eetlepels olijfolie. Het geheel wordt 1-2 minuten gekookt en voortdurend geroerd. Nadat het is afgekoeld, giet ik de knoflookolie in een glazen fles. De knoflookolie is tot 12 maanden houdbaar. De olie is ideaal voor saladedressings, als eenvoudige brooddip of kan net als olijfolie worden gebruikt voor talloze soorten gerechten.

Knoflook voor uitwendig gebruik
Knoflook kan ook uitwendig worden gebruikt. De helende stoffen ervan kunnen helpen bij de behandeling van likdoorns en wratten, oorontstekingen, reuma, ischias en spit, hoofdpijn, huidkorst en insectenbeten.

Toen ik jaren geleden spit had, hielp een eenvoudig recept me goed. Ik mengde een pasta van geperste knoflook en olijfolie en liet die een tijdje trekken. Voordat ik naar bed ging, wreef ik de brij op de pijnlijke plek. Daarna wikkelde ik er een doek overheen en liet het een nachtje inwerken.

Bij uitwendig gebruik moet echter op het volgende worden gelet: Knoflook kan bij langdurig contact huidreacties veroorzaken zoals roodheid, branderigheid of zelfs blaarvorming. Daarom adviseer ik altijd de knoflook te testen op een klein stukje huid voordat u het de hele nacht laat zitten. Als er roodheid ontstaat, is dit waarschijnlijk niet de juiste behandelmethode. Een zuinige en voorzichtige dosering is ook aan te bevelen, net als bij inname.

KNOFLOOK ALS BEREIDING

Verschillende kant-en-klare preparaten met het extract van het knoflookteentje zijn verkrijgbaar in apotheken, drogisterijen of online winkels. Het is verkrijgbaar in verschillende vormen. Naast poeder of capsules is het extract ook verkrijgbaar in de vorm van gecoate tabletten of tabletten. Ik raad u aan te zoeken naar producten van goede kwaliteit van gecertificeerde fabrikanten. De aanbevolen dosering voor afgewerkte preparaten kan worden besproken met de arts of apotheker en is ook te vinden in de betreffende bijsluiter.

TIJM - MEER DAN EEN LEKKER KRUID

Samen met basilicum, rozemarijn en oregano kennen we tijm als een klassieker onder de mediterrane kruiden. Zijn kruidige, bitterzoete aroma geeft gerechten een warme, harmonieuze smaak. Maar het is zeker niet alleen het aroma dat heeft bijgedragen tot het veelvuldig gebruik van tijm in traditionele recepten. Tijm staat bekend om zijn gezonde en helende eigenschappen en is altijd al gebruikt in de kruidengeneeskunde om verschillende kwalen te behandelen. Tijm wordt beschouwd als een gezond alternatief voor conventionele geneesmiddelen en is een van de belangrijkste geneeskrachtige kruiden in Europa.

Tijm komt oorspronkelijk uit het Middellandse Zeegebied, maar verspreidde zich al in de 11e eeuw naar Midden-Europa. Benedictijner monniken brachten het over de Alpen naar Zwitserland, Oostenrijk en Duitsland, en het werd onderdeel van de medicinale wetenschap van kloostertuinen. Vanuit de oorspronkelijke kloostertuinen vond het zijn weg naar de boerentuinen en uiteindelijk naar onze huisbedden.

De naam "tijm" is afgeleid van het Griekse "thymos", dat moed of kracht betekent. De naam verwijst naar het verkwikkende, stimulerende effect van het kruid. Er wordt gezegd dat de soldaten van de Romeinse legioenen voor hun gevechten baden in tijminfusies om hun moed en motivatie te versterken. In de Middeleeuwen was het gebruikelijk dat dames tijmboeketten spelden aan de sjerp van hun favoriete ridders om hen moed te geven en te helpen in de strijd.

Tijm was ook bekend bij de oude Egyptenaren. Zij gebruikten het als parfum en voor zalving. De Grieken gebruikten het altijd al als kruid om bepaalde kazen en dranken op smaak te brengen en vlees te roken. Hippocrates gebruikte tijm al met succes om aandoeningen van de luchtwegen te behandelen.

Strikt genomen heet de algemeen bekende tijm "De Ware Tijm" (Latijnse naam Thymus vulgaris). In de volksmond heeft het ook vele andere namen zoals Tuintijm, Altijdkruid of Spaans Kudelkraut. Het geslacht Thymus omvat ongeveer 350 soorten groenblijvende en aromatische vaste planten en struiken.

Tegenwoordig wordt tijm vooral geteeld in Midden- en Zuid-Europa, in de Balkanlanden, in Oost-Afrika en in Marokko. Maar vooral in de landen rond de Middellandse Zee, zoals Frankrijk, Italië en Spanje. Hij groeit ook in het wild in onze streken, maar bijna uitsluitend in warme gebieden van Centraal-Europa, waar hij vooral te vinden is aan de zuidelijke voet van de Alpen en in het zuidwesten van Zwitserland.

Om altijd verse tijm bij de hand te hebben, kunnen we het gemakkelijk kweken in onze tuin, op het balkon of zelfs op een zonnige vensterbank als potplant. Het hele jaar door kan naar behoefte worden geoogst. Het is erg populair in de tuin omdat het bijen en andere nuttige insecten aantrekt, maar ongedierte vermijdt het. Dit komt door de sterke bestanddelen die tijm zo waardevol maken als geneeskrachtige plant.

Tijm behoort tot de familie van de labiaten, waartoe ook basilicum, lavendel, marjolein, rozemarijn en salie behoren, die alle ook hun belang hebben in de kruidengeneeskunde. De smaak van tijm is zeer pikant. Afhankelijk van de variëteit smaken de blaadjes ook licht naar citroen (citroentijm), sinaasappel (sinaasappeltijm) of karwij (karwijtijm).

DE INGREDIËNTEN VAN TIJM

De genezende kracht van tijm is voornamelijk gebaseerd op de eigenschappen van zijn essentiële oliën.

Een van de belangrijkste werkzame stoffen van tijm is tijmolie. Deze bevat de stoffen thymol, carvacrol, geraniol en linalool. Thymol, dat zijn naam onmiskenbaar aan tijm dankt, is vooral bekend om zijn antibacteriële en schimmelwerende eigenschappen. Zijn antibacteriële werking remt de groei van verschillende bacteriestammen en draagt dus vooral bij tot de antibiotische werking van tijm.

Naast de eigenschappen van de essentiële oliën kan tijm ook scoren met een selectie van secundaire plantenstoffen: de flavonoïden. Daarnaast bevat tijm verschillende bitterstoffen, tannines en ook hars en zink, die op zichzelf en in combinatie met elkaar een breed genezingsspectrum hebben en ons voorzien van belangrijke sporenelementen en vitale stoffen.

Het positieve algemene effect van tijm is voornamelijk te danken aan de thymol die het bevat. Maar zoals bij de meeste natuurlijke antibiotica is het uiteindelijk de combinatie van ingrediënten die het veelzijdige genezingsspectrum vormt.

HET EFFECT VAN TIJM

Tijm is in 2006 uitgeroepen tot geneeskrachtige plant van het jaar. Het kruid is een van de meest waardevolle planten voor de behandeling van verkoudheid, aldus de Studienkreis, die de keuze verklaart. Dat is niet verwonderlijk, want de werkzame stoffen ervan hebben een zeer breed werkingsspectrum. Ze zijn antibacterieel, antiviraal, ontstekingsremmend, pijnstillend, slijmoplossend en krampstillend. Tijm wordt ook geacht de zenuwen te versterken en te kalmeren, koorts te verminderen, de eetlust te stimuleren en de spijsvertering te bevorderen. Daarom is het zo'n populair alternatief voor chemische geneesmiddelen.

Tijm is een plantaardig, medisch erkend geneesmiddel voor het losmaken van stroperig slijm in de bronchiën en het vergemakkelijken van het ophoesten. Daarom is het bijzonder effectief bij de behandeling van verkoudheden en aandoeningen van de luchtwegen. In de vorm van essentiële olie, thee, inhalaties, tincturen, gorgeloplossingen of als extract, dat ook in veel hoestsiropen en -tabletten zit, kan het zeer breed worden gebruikt. De essentiële oliën van tijm stimuleren de activiteit van de trilharen op de slijmvliezen van de luchtwegen. Taai slijm wordt geleidelijk vloeibaar gemaakt en kan zo gemakkelijker worden verwijderd en opgehoest. Op deze manier worden de symptomen van bronchitis, verkoudheid, rhinitis, hoesten, heesheid, keelpijn en tonsillitis, ontsteking van de neusholten en luchtwegen, evenals allergieën en hooikoorts verlicht en sneller verminderd.

Door de krampstillende werking is het ook een extra wapen tegen lastige bronchitis. Maar het wordt ook aanbevolen voor andere ziekten die gepaard gaan met pijnlijke verkramping van de bronchiale spieren, zoals kinkhoest, hoest op de borst of astma.

De krampstillende werking van tijm is echter niet beperkt tot de luchtwegen. Studies hebben aangetoond dat tijmthee ook menstruatiepijn kan verminderen.

Het wordt ook gebruikt ter verlichting van spijsverteringsklachten zoals winderigheid, buikpijn en maagklachten. De desinfecterende werking kan helpen bij hardnekkige maagdarminfecties en urineweginfecties. Het bevordert de galafscheiding en helpt bij diarree. In de natuurgeneeskunde wordt tijm ook gebruikt als een mild huismiddel bij infecties met de darmschimmel Candida albicans of schimmelnagels, omdat de medicinale plant zowel schimmels als virussen en bacteriën effectief bestrijdt.

Tijm kan ook effectief zijn bij ontstekingen in de mondholte zoals gingivitis en ontsteking van het mondslijmvlies of bij cariës en parodontitis. Bijvoorbeeld als aftreksel om te gorgelen, de mond te spoelen of op de blaadjes te kauwen. De werkzame stoffen in tijm zorgen ervoor dat de bacteriën of schimmels in de mond worden gedood, waardoor deze kwalen worden verlicht. Daarom is tijm ook effectief tegen een slechte adem, die vaak veroorzaakt wordt door bacteriën of schimmelinfecties.

Tijm staat ook bekend als een middel voor uitwendige behandelingen: Tijmbaden en -kompressen kunnen niet alleen verlichting bieden bij verkoudheid, maar ook bij etterende wonden. Het kan helpen bij reuma, zwellingen en ontwrichtingen door middel van wrijvingen en kompressen.

Daarnaast kan tijm huidaandoeningen bestrijden. Studies hebben vastgesteld dat tijm verlichting kan bieden bij acne door zijn ontstekingsremmende en kiemdodende werking. Dit is ook een van de redenen waarom het in veel cosmetische producten voorkomt.

Tijm werkt kalmerend en versterkt het zenuwstelsel. Volgens de Chinese geneeskunde activeert het onze Yang energie, wat betekent dat het vitaliserend werkt en onze levenskracht versterkt. Daarom kan het voor sommigen als thee werken tegen slapeloosheid en nachtmerries en voor anderen als vervanging van koffie in de ochtend.

De wetenschap onderzoekt momenteel steeds meer de werking van tijm op het gebied van kanker en veel voorkomende ziekten. Denk hierbij aan hoge bloeddruk en diabetes.

In de kruidengeneeskunde wordt tijm ook beschouwd als een soort wonderwapen tegen bacteriestammen die al resistent zijn tegen antibiotica, zoals MRSA. De thymol die het bevat is in staat om niet alleen het aantal ziekteverwekkers te verminderen, maar ook het risico op het ontwikkelen van resistentie.

Het gebruik van tijm wordt voornamelijk bevestigd door laboratoriumproeven en toepassingsobservaties van de traditionele geneeskunde.

Helaas zijn er tot nu toe slechts enkele klinische studies gedaan naar de werking van thymol. Uit laboratoriumtests blijkt echter dat de thymol in tijm een van de sterkste antibacteriële en antivirale bestanddelen van essentiële oliën is.

RISICO'S EN BIJWERKINGEN VAN TIJM

Tijm wordt zeer goed verdragen en er zijn slechts enkele bijwerkingen bekend. Daarom is het als keukenkruid voor de meesten van ons veilig.

Toch zijn allergieën en daarmee gepaard gaande allergische reacties zoals jeuk niet uit te sluiten, vooral bij medische behandeling van ziekten. Wie allergisch is voor andere labiaten, zoals lavendel, moet voorzichtig zijn met tijm, vooral bij medicinaal gebruik, of het helemaal vermijden. Hetzelfde geldt voor mensen met een bekende allergie voor berkenstuifmeel of selderij. In geval van allergieën of andere twijfels moet dus altijd een specialist worden geraadpleegd.

Maagdarmproblemen zijn ook mogelijk. Mensen met astma moeten behandeling met hoge doses tijm of tijm extract met een arts bespreken en moeten zich mogelijk onthouden.

Tijm in een te hoge dosis is giftig. Het mag niet te hoog gedoseerd worden omdat het de schildklier stimuleert tot overfunctioneren. Daarom mag de maximale dagelijkse dosis van vier tot vijf kopjes tijmthee (met telkens 1-2 theelepels tijmblaadjes) niet overschreden worden. De dosis voor kant-en-klare preparaten met het extract van tijm kan worden gehaald uit de bijbehorende bijsluiter. De gebruikelijke voorgeschreven hoeveelheden zijn veilig, maar in geval van andere bestaande gezondheidsproblemen moet de behandeling altijd worden besproken met een specialist zoals een arts of apotheker.

Etherische oliën zijn over het algemeen zeer krachtig, omdat ze alle kracht van de plant bevatten. De kwaliteit is cruciaal en de olie mag alleen worden gebruikt als de fabrikant deze als eetbaar omschrijft. Tijmolie mag alleen verdund worden gebruikt. Onverdund kan het de slijmvliezen irriteren.

Artsen raden af de medicinale plant te gebruiken tijdens de zwangerschap. Het gebruik van tijm bij baby's of kleine kinderen moet worden besproken met een arts of verloskundige.

HET GEBRUIK VAN TIJM

Tijm is vooral bekend als culinair kruid - vooral als intense specerij voor het verfijnen van vleesgerechten of als toevoeging aan mediterrane gerechten met tomaten, courgettes en aubergines, in soepen en stoofschotels. Zelfs in deze milde vorm ontvouwen zich de gezonde werkzame stoffen en het gebruik ervan in onze gerechten is dan ook aan te bevelen. Voor de behandeling van kwalen kunnen we het echter specifiek gebruiken en medicinaal inzetten.

Tijm is puur verkrijgbaar en als ingrediënt in verschillende producten zoals essentiële oliën, extracten, tabletten, capsules, hoestsiropen of zalven. Ze zijn verkrijgbaar bij apotheken, drogisterijen of online retailers. De kwaliteit van de producten is erg belangrijk en het is de moeite waard om ze te controleren, bijvoorbeeld door een specialist te raadplegen, onderzoek te doen op internet of getuigenissen te lezen.

Hoewel tijm een vast onderdeel is van talloze middelen tegen verkoudheid en griep, wordt het door velen soms onderschat als huismiddel. Aangezien de tijmplant thuis gemakkelijk te verzorgen is en dus altijd beschikbaar, is hij hiervoor perfect en hoort hij wat mij betreft in elk medicijnkastje thuis.

Of we tijm nu gebruiken als specerij of als geneeskrachtig kruid, verse tijm verdient altijd de voorkeur. Omdat de smaak, het aroma en andere actieve bestanddelen zich hier gewoon het best ontwikkelen. Maar ook de gedroogde blaadjes zijn waardevol en kunnen een goed alternatief zijn.

Het hele kruid kan worden gebruikt, d.w.z. de knoppen, bloemen en bladeren. Voor therapeutische doeleinden gebruiken we meestal de verse of gedroogde bladeren en bloemen van tijm, het zogenaamde tijmkruid. Vers geoogste tijm moet in een vochtige papieren handdoek in de koelkast worden bewaard en binnen een week worden geconsumeerd.

Als je geen verse tijm bij de hand hebt, kun je ook de gedroogde versie gebruiken. Dit is heel gemakkelijk om te doen. Hiervoor hang ik een vers bosje tijm op een warme, droge en donkere plaats. Daarna wrijf je de gedroogde delen tussen je handen. Gedroogde tijm is ongeveer 1 jaar houdbaar. Voorwaarde hiervoor is dat het na het drogen wordt bewaard in luchtdichte potten op een droge, koele en donkere plaats.

Om onze spijsvertering te ondersteunen, raad ik aan tijm in te nemen via ons voedsel. Het eten van tijm geeft het spijsverteringssysteem de energie die het nodig heeft om voedsel te transformeren. Zijn meerdere werkingsmechanismen kunnen onnodige bacteriën en schimmels in de darmen bestrijden zonder ons te belasten.

TIJM ALS HUISMIDDEL - RECEPTEN

Ik raad het gebruik van tijm aan als huismiddeltje, vooral tegen verkoudheid. Gewoon een beetje tijm essentiële olie in een geurlampje kan wonderen doen. De lucht wordt gezuiverd en de geuren kunnen worden ingeademd en ondersteunen onze luchtwegen.

Hieronder beschrijf ik enkele eenvoudige recepten om tijm nog gerichter te gebruiken.

Tijm thee

Vooral in de wintermaanden maak ik voor mezelf vaak een tijmthee. Het heeft veel preventieve eigenschappen en helpt bij verkoudheid en hoesten, maar ook tegen heesheid. Om het te maken doe ik 1 tot 2 theelepels tijmkruid in een kopje (ongeveer 250 ml) en giet er kokend water over. Vervolgens laat ik de thee 5 minuten trekken en zeef hem daarna. Deze aromatische thee met zijn vele helende effecten kan 2 tot 4 keer per dag gedronken worden. De dosis mag niet overschreden worden, omdat het een toxisch effect kan hebben. Bij een slaapstoornis moet eerst het effect van de thee worden getest. Terwijl tijm voor velen een balancerend en kalmerend effect heeft, kan het voor anderen een activerend effect hebben door de vitaliserende en verwarmende werking en is het wellicht meer geschikt voor 's morgens.

Bad additief
Een tijmbad is ideaal bij hoest en verkoudheid. Ik giet een liter kokend water over een handvol tijmblaadjes, dek het aftreksel af en laat het ongeveer 20 minuten trekken. Vervolgens voeg ik de thee toe aan het badwater en baad ik er 10 tot 15 minuten in. Om de effectiviteit te vergroten, moeten we ons tijdens het bad ontspannen en de stoom diep inademen.

Inademing
Inhalatie is vooral geschikt bij verkoudheid en hoesten. Het ontspant de bronchiën en werkt slijmoplossend. Voor een aftreksel voor inhalatie doe ik 2 eetlepels tijmblaadjes in een grote kom en giet er 2 liter kokend water over. Ik inhaleer de opstijgende stoom gedurende 10 tot 15 minuten. De kom moet worden afgedekt met een handdoek over het hoofd, zodat de waardevolle werkzame stoffen van de geneeskrachtige plant niet te snel verdampen.

Borst kompres
Vooral bij bronchitis, maar ook bij verkoudheid, kan een borstkompres wonderen doen. We kunnen dit 's avonds voor het slapen aanbrengen en de hele nacht dragen. Voor het tijmolie-borstkompres los ik 10% essentiële tijmolie op met zonnebloem- of amandelolie en verwarm dit in een waterbad tot lichaamstemperatuur. Vervolgens breng ik de olie aan op een doek en breng ik het borstkompres aan.

Deze toepassing kan ook worden aangevuld met salie-extract, dat ook effectief is als middel tegen verkoudheid.

Vooral bij kinderen moet de tolerantie eerst met een huidtest worden gecontroleerd. Als de huid op de borst rood wordt of als er andere allergische reacties optreden, is dit waarschijnlijk niet de juiste behandelingsmethode.

Tijm hoestsiroop
Hoestsiroop met tijm staat bekend als middel tegen hoesten, heesheid en keelpijn. De hoestsiroop uit de apotheek bevat vaak alcohol en is daarom niet geschikt voor onder andere kleine kinderen, zogende moeders en alcoholisten.

Je kunt heel gemakkelijk en met slechts een paar ingrediënten je eigen hoestsiroop van tijm maken. Ik gebruik graag het volgende recept, dat ik soms een beetje aanpas.

Ik gebruik hiervoor de volgende ingrediënten:
- 1 bosje verse tijm (ca. 50 g)
- 1 citroen
- 250 ml honing - De honing kan ook worden vervangen door een veganistisch alternatief, met dien verstande dat honing op zich een antibiotische werking heeft en dus de werking van de hoestsiroop versterkt.

- 250 ml water

Eerst was ik de tijm en zeef het water zodat de kruiden bijna droog zijn. Dan doe ik het in een pot met 250 ml water en laat het mengsel 20 tot 30 minuten zachtjes koken. Daarna laat ik de bouillon afkoelen. Om de kruidenresten te verwijderen wordt het afkooksel vervolgens door een doek of een zeer fijne zeef gegoten. Ik druk zoveel mogelijk vloeistof uit de kruiden in het afkooksel om zoveel mogelijk werkzame stoffen uit de tijm te halen.

Ik pers de citroen uit en meng alleen het sap zonder de vezels met de honing en de tijmbouillon. Nu meng ik het met een mixer om een zo homogeen mogelijke hoestsiroop te krijgen. Ook een garde of andere handmixer volstaat hiervoor.

Vervolgens vul ik de tijmhoestsiroop in steriele potjes en bewaar het in de koelkast. Daar is het meestal 3 tot 4 weken houdbaar.

Het recept kan ook worden aangepast en de ingrediënten kunnen worden gecombineerd met bijvoorbeeld salie, uiensap of ribkruid, allemaal ook effectieve geneeskrachtige planten tegen hoest.

KURKUMA - DE GELE WORTEL MET MAGISCHE KRACHTEN

Kurkuma is een in Azië inheemse geneeskrachtige plant, waarvan de belangrijkste antibiotische werkzame stof al in de naam curcumine voorkomt. De wortelstok, die zich onder de aarde bevindt, wordt al duizenden jaren vers of gedroogd gebruikt als kleurstof, specerij en geneesmiddel. Het oranje-gele plantenpigment is verantwoordelijk voor de opvallende gele kleur van kurkuma, waardoor de plant ook wel kurkuma of kortweg kurkuma wordt genoemd. Dit is ook de stof die verantwoordelijk is voor de gele kleur van curry's. Wie de kurkumaplant tot nu toe heeft gereduceerd tot zijn smaak- en kleureigenschappen, heeft echter geen recht gedaan aan zijn status als belangrijke geneeskrachtige plant. Hoewel het medicinale gebruik van kurkuma in de westerse geneeskunde pas de laatste jaren aan populariteit en belang heeft gewonnen, is het al duizenden jaren een belangrijk middel in de traditionele geneeswijzen van India en Indonesië, dankzij de infectieremmende en spijsverteringsbevorderende werking.

Aangezien kurkuma al sinds de oudheid wordt verbouwd, is het niet meer mogelijk om het land van herkomst aan te wijzen. Er zijn echter veel aanwijzingen dat de kurkumawortel oorspronkelijk uit Zuid-Azië komt.

In India heeft kurkuma een lange traditie en wordt het al minstens 4000 jaar gebruikt. De plant heeft traditioneel een heilige betekenis en maakt integraal deel uit van religieuze rituelen waarbij de gele kleur de zon symboliseert. Vanwege zijn wonderbaarlijke en beschermende stoffen is het altijd een van de belangrijkste specerijen en remedies geweest. Het wordt gebruikt om stoffen te verven, staat op het dagelijkse menu van de Indiase bevolking voor de bereiding van diverse gerechten en is ook vandaag nog een belangrijk bestanddeel van de Ayurvedische geneeskunde.

Ook in China werden de uitstekende genezende eigenschappen van kurkuma al in de 7e eeuw opgetekend en maken ze vandaag de dag nog steeds deel uit van de traditionele Chinese geneeskunde. In de Indonesische geneeskunde is kurkuma ook al eeuwenlang een belangrijk natuurlijk middel voor de behandeling van infectieziekten en wordt het gebruikt om het immuunsysteem te versterken.

Hoewel de wortel al zo lang wordt gebruikt, kwam hij pas laat naar Europa. Aangenomen wordt dat de Venetiaanse navigator Marco Polo op een van zijn reizen in de 14e eeuw de kurkumawortel tegenkwam en deze voor het eerst naar Europa bracht. Hij was toen de eerste die in zijn boek melding maakte van een saffraanachtige vrucht. Kurkuma bereikte Europa later via Arabische handelaren en werd tot nu toe meer in de keuken gebruikt.

De Latijnse naam "Cureuma longa", die is overgenomen als kurkuma, komt waarschijnlijk van het Arabische "kurkum" of het oude Indiase woord voor saffraan "kunkuman", dat in het Midden-Indiaans "kurkuma" werd. Deze naam gaat terug op de gele kleur van de wortelstokken, die zo kenmerkend is voor beide planten. In het Engels heeft kurkuma de naam "turmeric", wat waarschijnlijk te maken heeft met de essentiële olie tumerone die kurkuma bevat.

Van buitenaf lijkt de verse wortel een beetje op gember. Die indruk is niet helemaal verkeerd, want de twee planten zijn verwant. Aan de binnenkant onderscheidt kurkuma zich echter duidelijk door zijn helder geeloranje kleur, die afstraalt op alles waarmee hij in aanraking komt. Ook qua smaak verschilt de tamelijk bitterzure kurkuma duidelijk van de scherpe smaak van gember.

Tegenwoordig wordt de kurkumaplant geteeld in vele tropische landen van de wereld, met India als belangrijkste teeltgebied. Aangezien het wordt beschouwd als een van de belangrijkste specerijen in de Indiase keuken, wordt 80 procent van de wereldwijde kurkuma-oogst ook in India geconsumeerd. In het Westen heeft kurkuma tot nu toe een nogal ondergeschikte rol gespeeld, zowel als specerij voor voedsel als in de geneeskunde. Hier gebruikt de voedingsindustrie de kleurstof om mosterd of pasta geel te kleuren. De laatste jaren is kurkuma echter een gezondheidstrend geworden als zogenaamd superfood en wint het steeds meer aan belang in de westerse natuurgeneeskunde.

Om te gedijen heeft de plant temperaturen tussen 20 en 30 graden en een hoge luchtvochtigheid nodig. De teelt is daarom in de meeste gebieden van Europa alleen mogelijk in kassen of in serres of huizen voor persoonlijk gebruik.

Na de oogst wordt de wortelstok schoongemaakt en gekookt, gedroogd, gepolijst en tot poeder vermalen. In India wordt kurkuma vooral droog als poeder gebruikt; in Zuidoost-Azië zijn meer toepassingen van de verse wortel bekend. Kurkuma moet in alle vormen altijd op een donkere en droge plaats worden bewaard, omdat het zijn smaak verliest en de kleur verbleekt bij blootstelling aan licht.

DE INGREDIËNTEN VAN KURKUMA

Medicinaal gezien is het belangrijkste bestanddeel van de kurkumaplant curcumine, een secundaire plantaardige stof die tot drie procent van de kurkumaplant uitmaakt. Curcumine is verantwoordelijk voor de gele kleur van kurkuma, die ook wordt gebruikt als levensmiddelenadditief onder de benaming E100. Curcumine kan ook chemisch worden geproduceerd.

Kurkuma is ook rijk aan essentiële oliën, waaronder zingiberene, curcumol en tumerone.

De kurkumaplant bevat verschillende vitaminen en sporenelementen zoals vitamine C, vitamine B1 en B2, ijzer, kalium, calcium, zink en zwavel. Daarnaast is kurkuma een goede bron van voedingsvezels, die in combinatie met de essentiële oliën en curcumine goed zijn voor de spijsvertering.

Zoals bij de meeste andere natuurlijke remedies met antibiotische stoffen, is het de combinatie van ingrediënten die verantwoordelijk is voor de talrijke werkingsmechanismen.

HET EFFECT VAN KURKUMA

De werking van kurkuma is zeer divers. In de landen van herkomst wordt kurkuma traditioneel gebruikt voor verschillende soorten kwalen en om het immuunsysteem te versterken. Het wordt beschouwd als ontstekingsremmend, antibacterieel, antioxidant, slijmoplossend, hemostatisch en zou ook schimmels en virussen remmen. Daarom wordt de wortel gebruikt voor een groot aantal behandelingen: spijsverteringsproblemen en darmaandoeningen, leverziekten, longziekten en andere ontstekingsziekten, en zelfs ter voorkoming en behandeling van hartaanvallen, de ziekte van Alzheimer en kanker. Kurkuma zou het bloed zuiveren en voeden, ligamenten en pezen elastisch maken, een regulerende werking hebben op de stofwisseling en gebruikt worden bij zowel hyperthyreoïdie als hypothyreoïdie.

Het bekendste is het traditionele gebruik van de kruidenplant als hulpmiddel bij de spijsvertering. De inname van kurkuma stimuleert de levercellen om de afscheiding van galzuren te verhogen. Dit bindt de voedingsvetten en maakt het vet verteerbaar. Kurkuma kan zo winderigheid, oprispingen, brandend maagzuur en een opgeblazen gevoel verlichten.

Vanwege zijn ontstekingsremmende en koortswerende eigenschappen worden kurkumapreparaten gebruikt bij ontstekingen van het darmkanaal, de baarmoeder, de oren en de ogen. De slijmoplossende werking van kurkuma zou helpen bij sinusitis, astma, hoest, bronchitis en griep. Traditioneel wordt kurkuma gebruikt voor zijn anti-allergische, hemostatische, wondreinigende en helende werking bij eczeem, netelroos, gordelroos, jeuk en kneuzingen en snijwonden.

Kurkuma wordt beschouwd als een krachtige oppepper en verlichter van het immuunsysteem. Het heeft namelijk een antibacteriële werking en beschermt zo tegen infecties, wat vooral interessant is in tijden van verhoogd infectierisico. Kurkuma kan ook worden gebruikt voor ontgifting, omdat het de last van zware metalen kan verminderen.

In de Ayurvedische en Chinese geneeskunde zijn de ontstekingsremmende en antioxiderende eigenschappen van kurkuma al lang bekend. Door de chemische structuur kunnen de curcuminoïden in kurkuma vrije radicalen neutraliseren en zo onschadelijk maken. Daarnaast bevordert curcumine ook de activiteit van de lichaamseigen antioxidanten. Zo worden vrije radicalen bijzonder effectief bestreden. Daarom wordt het niet alleen gebruikt voor de behandeling maar ook voor de preventie van vele ziekten.

De knol vertoont een bijzonder potentieel bij de preventie van darmkanker en de preventie van uitzaaiingen bij veel voorkomende kankers zoals borstkanker of prostaatkanker.

Maar curcumine is ook met succes gebruikt bij stofwisselingsziekten zoals diabetes of voor de behandeling van de ziekte van Alzheimer en de preventie van hartaanvallen. Recentelijk wordt kurkuma ook besproken als natuurlijke remedie tegen depressie.

De moderne wetenschap heeft deze oude geneeskrachtige plant opgepakt en in de wortels medicinaal werkzame bestanddelen ontdekt. Tegenwoordig is het dan ook een van de internationaal erkende geneeskrachtige planten. De duizenden jaren oude traditie van natuurlijke geneeskunde en de talrijke onderzoeken naar de doeltreffendheid ervan doen ons geloven dat kurkuma het medische wondermiddel bij uitstek is. Hoewel kurkuma in eerdere onderzoeken effectief is gebleken tegen vele kwalen, zijn veel van deze onderzoeksresultaten volgens medische richtlijnen tot nu toe slechts indicaties en geen sluitend bewijs van een geneeskundig wonder uit de natuur. Niettemin kan worden aangenomen dat kurkuma een van de grote hoop voor de toekomst is voor de natuurlijke behandeling van diverse ziekten.

RISICO'S EN BIJWERKINGEN VAN KURKUMA

In tegenstelling tot conventionele geneesmiddelen wordt de geneeskrachtige plant bijzonder goed verdragen en heeft hij bijna geen bijwerkingen. Het is een ideaal natuurlijk middel ter versterking van het immuunsysteem en als bescherming tegen invloeden van buitenaf en leidt zelden tot complicaties wanneer het in de juiste hoeveelheden in onze gerechten wordt geconsumeerd.

Sommige mensen verdragen kurkuma echter niet goed in hogere doses en het kan irritatie van het maagslijmvlies veroorzaken. Vooral als het consumeren van kurkuma nieuw voor ons is, moeten we het eerst in kleine doses testen en kijken hoe we erop reageren.

Mensen met acute gastritis, gastritis of maagzweren moeten kurkuma daarom zeer voorzichtig gebruiken en de behandeling eerst met een arts bespreken. Mensen die lijden aan ernstige leverziekten, zoals acute hepatitis, galblaasontsteking of galstenen, moeten ook voorzichtig zijn met het gebruik van kurkuma in hoge doses en de behandeling altijd eerst met een arts bespreken. Indien nodig moeten deze patiënten afzien van het gebruik van kurkuma vanwege de cholagogene werking.

Tot nu toe is er onvoldoende kennis over het medisch gebruik van kurkuma bij kleine kinderen, zwangere vrouwen of tijdens de borstvoeding, daarom adviseer ik ook hier voorzichtigheid en overleg met een arts.

De gelijktijdige inname van voedingssupplementen met curcumine en geneesmiddelen kan leiden tot interacties die de bloedstolling remmen.

Wanneer kurkuma uitwendig wordt toegepast, bijvoorbeeld om wonden te genezen, kan in sommige gevallen huidirritatie optreden. Daarom adviseer ik voorzichtigheid en een huidtest alvorens de behandeling uitgebreid toe te passen.

Ik adviseer voorzichtigheid bij het verwerken van kurkuma vanwege de sterk gele kleur. Als je ooit traditioneel Indiaas eten uit de hand hebt gegeten of zelf kurkuma hebt verwerkt, begrijp je waarom de wortel als kleurstof wordt gebruikt: De kleur is vrij hardnekkig! Tijdens de verwerking worden de handen, de snijplank en alles waarmee kurkuma in contact komt gekleurd. Om dit te voorkomen kunnen we tijdens de verwerking handschoenen dragen.

HET GEBRUIK VAN KURKUMA

Zo helpt kurkuma ons bij het verlichten en voorkomen van talrijke kwalen en gebruiken we het om onze spijsvertering en ons immuunsysteem te ondersteunen. Er zijn verschillende vormen van inname en doseringen. Om de knol zijn gewenste effect te laten bereiken, is het noodzakelijk te leren hoe deze te gebruiken.

Kurkuma is een krachtig voedings- en geneesmiddel en is uitstekend geschikt voor preventie, bijvoorbeeld als profylaxe tegen verkoudheid of maag- en darmklachten.

De inname bevordert en beschermt onze spijsvertering door de vele gezondheidsbevorderende stoffen en versterkt zo ons immuunsysteem. Om hiervan te profiteren, raad ik aan om preparaten van kurkuma gedurende langere tijd in voldoende hoge doses in te nemen. Zelfs bij langdurig gebruik wordt de inname van kurkuma als effectief en veilig beschouwd. Er is geen gewenningseffect zoals bij andere stoffen. Als het goed wordt verdragen, is er dus niets op tegen om het dagelijks te gebruiken bij het koken of als voedingssupplement.

Voor de behandeling van ziekten adviseer ik een hogere dosering over een kortere periode.

Om goede ervaringen op te doen met de geneeskracht van kurkuma is het voordelig om alleen producten te gebruiken die een voldoende hoog gehalte aan werkzame stoffen in goede kwaliteit bevatten. Doorslaggevend hierbij is vooral de hoeveelheid van de in te nemen dosis en hoeveel kurkuma daadwerkelijk het lichaam bereikt.

De aanbevelingen over de dosering van kurkuma van verschillende deskundigen en gezondheidsorganisaties lopen sterk uiteen. Aangezien de sterkte kan variëren afhankelijk van het product en de vorm van inname, zijn er geen vaste richtlijnen voor de dosering van kurkuma. Wanneer u voor het eerst een curcumine-bevattend product inneemt, raad ik u zeker aan uw apotheker of arts te raadplegen. Als u een reeds bestaande aandoening heeft, is het essentieel om uw arts te raadplegen. De arts kan niet alleen het ziektebeeld beoordelen, maar ook de interactie met andere geneesmiddelen. Therapeutisch werkzame kurkuma bevat namelijk veel hogere gehaltes aan werkzame bestanddelen dan wanneer kurkuma alleen in de keuken wordt gebruikt om voedsel te kruiden.

De wortel kan worden ingenomen als tablet, capsule, poeder of verse knol. Voor uitwendig gebruik is kurkuma verkrijgbaar als essentiële olie. Bij toepassing in de vorm van capsules of tabletten kunnen de geneeskrachtige bestanddelen van kurkuma nog effectiever en in hogere concentratie worden toegediend dan wanneer het als specerij in de keuken wordt gebruikt. Bij inname in poedervorm of vers is de dosering wat moeilijker te controleren. Het is zeer belangrijk onderscheid te maken tussen permanent, preventief gebruik en tijdelijk, hooggedoseerd gebruik voor specifieke ziekten.

Tabletten en capsules zijn als voedingssupplementen te koop in apotheken, natuurvoedingswinkels of op internet. De kwaliteit van de producten is van cruciaal belang. De bijsluiter van de betreffende fabrikant moet altijd in acht worden genomen en de medische behandeling moet afhankelijk van de aandoening met de arts of apotheker worden besproken.

Welke weg we uiteindelijk kiezen, is van invloed op de efficiëntie van het genezende kruid.

Verse kurkuma wortel
Gehakte, verse kurkuma, die zowel de essentiële oliën als de zuivere andere ingrediënten nog bevat, kan uitstekend worden gebruikt voor inmaken, koken en salades.

Gedroogd kurkumapoeder
Dit is de meest voorkomende toepassing van kurkuma, waarbij sommige actieve bestanddelen door het drogen verloren gaan, maar de meeste behouden blijven. Het poeder wordt ook gebruikt bij het koken, bijvoorbeeld in Indiase gerechten zoals curry. Of het is verkrijgbaar in de vorm van capsules als voedingssupplement. Het is niet

raadzaam kruidenmengsels te gebruiken, omdat die meestal te weinig kurkuma bevatten.

Kurkuma-extracten
Hier werd de curcumine geëxtraheerd om een hogere dosering te verkrijgen. Alle andere werkzame bestanddelen van kurkuma gaan hierbij verloren, maar er kunnen doseringen curcumine worden bereikt die ook in veel succesvolle studies zijn gebruikt. Kurkuma-extracten zijn meestal verkrijgbaar in de vorm van tabletten of capsules.

Etherische olie
Uitwendig gebruikt heeft pure kurkumaolie een kalmerende en verwarmende werking en bevordert de genezing van wonden en kneuzingen. Het is ook geschikt voor massages tegen spierpijn en gewrichtspijn en kan gemengd met andere essentiële oliën gebruikt worden als geurstof.

Voor uitwendig gebruik van kurkuma gebruik ik meestal de essentiële olie of verwerk ik de verse kurkuma of de poedervorm. In het receptengedeelte van dit hoofdstuk beschrijf ik een nuttig huismiddeltje dat kan helpen bij de genezing van oppervlakkige brandwonden, kleine huidverwondingen en andere wonden.

Kurkuma is niet in water oplosbaar, daarom moeten de producten altijd met een beetje vet worden ingenomen.

Bovendien kan het bestanddeel curcumine maar moeilijk door het menselijk lichaam worden opgenomen. Daarom wordt kurkuma traditioneel gemengd met zwarte peper. In combinatie met zwarte peper en de daarin aanwezige piperine slaagt het lichaam erin de voor het lichaam relevante hoeveelheid op te nemen. Traditionele Indiase recepten houden zich duidelijk aan dit principe. Daarom bevatten de gangbare kurkumaproducten meestal niet alleen curcumine in verhoogde concentratie, maar ook zwarte peper of de zuivere piperine. De capsules kunnen gewoon worden ingenomen bij een maaltijd die wat vet bevat. Als ik met kurkuma kook, combineer ik het altijd met vet en zwarte peper.

KURKUMA ALS HUISMIDDEL - RECEPTEN

Ik gebruik kurkuma graag in mijn keuken om curry's of andere heerlijke gerechten te bereiden. Er zijn verrassend veel gerechten die met kurkuma kunnen worden bereid en op internet en in receptenboeken zijn allerlei recepten te vinden. Omdat de knol in ons klimaat moeilijk te kweken is en niet overal verkrijgbaar, maakt hij geen deel uit van mijn kruidentuintje en koop ik hem zelden vers. In plaats daarvan gebruik ik vaak kurkumapoeder in de keuken of neem ik het in capsulevorm als voedingssupplement.

Hieronder heb ik mijn favoriete geneeskrachtige kurkumarecepten verzameld.

Kurkuma Gember Thee

Vooral in de wintermaanden maak ik graag een eenvoudige thee met kurkuma. Dit is ideaal ter ondersteuning van het immuunsysteem, na een zware maaltijd, voor algemene ondersteuning van de spijsvertering of als ik verkoudheidsverschijnselen voel opkomen. Voor een grote kop thee gebruik ik een duimgrote bol gember en kurkuma. Je kunt ook een eetlepel kurkumapoeder gebruiken. Ik snij de verse gember en de verse kurkumawortel in kleine stukjes of voeg het kurkumapoeder toe aan de gember. Vervolgens kook ik beide kort in water. De thee kan gezoet worden met bijvoorbeeld honing, die extra antibiotische en gezondheidsbevorderende bestanddelen bevat en de thee dus nog effectiever maakt. De honing mag echter pas kort voor het drinken worden toegevoegd, omdat deze door de hitte waardevolle bestanddelen kan verliezen.

Golden Milk -
Een andere variant voor een warme feel-good drank met een sterk helende werking is gouden melk. Het is de laatste jaren een trendy drankje geworden vanwege de heilzame werking en de heerlijke smaak, en online zijn talloze receptvarianten te vinden. Traditioneel wordt hiervoor in India verse koemelk gebruikt, waarvan wordt gezegd dat die op zichzelf al een helende werking heeft. Helaas heeft de kwaliteit van de meeste beschikbare melk te lijden onder de manier waarop deze tegenwoordig wordt geproduceerd, en is het de vraag hoe gezond deze nog is. Ik gebruik daarom alleen verse melk van biologische boerderijen of plantaardige melk zoals havermelk of amandelmelk.

Ik gebruik de volgende ingrediënten voor de bereiding:
- 100 ml water
- 300 ml melk
- Een stukje kurkuma (ongeveer 2 tot 3 cm groot) of een eetlepel kurkumapoeder
- Een stukje gember (ongeveer 2 cm; hoe meer, hoe pittiger de drank)
- 1 snufje gemalen zwarte peper

Deze basis kan worden aangevuld met kokosolie of kokosmelk, een snufje nootmuskaat of kaneel, dadels, honing of andere natuurlijke zoetstoffen, afhankelijk van de smaak.

Om de gouden melk te bereiden, kook ik eerst het water in een kleine pan. Het water wordt alleen gebruikt om de pasta te bereiden en mag de melk niet merkbaar verdunnen. Vervolgens rasp ik er de gember en de verse kurkumawortel of het poeder in, evenals de peper. Dit mengsel wordt al roerend en zachtjes sudderend de pasta. Voor de eerste bereiding adviseer ik de melk te verwarmen en de pasta toe te voegen, omdat de sterke smaak van de kurkuma dan gemakkelijk naar voorkeur kan worden gedoseerd. De pasta kan enkele dagen in de koelkast worden bewaard en voor verdere bereidingen worden gebruikt. De melk kan ook rechtstreeks in de pan worden gegoten en samen met de pasta worden gekookt.

"Gouden Honing" - honing en kurkuma als natuurlijk antibioticum
Honing en kurkuma worden beide beschouwd als belangrijke natuurlijke remedies. Honing heeft antibacteriële en ontstekingsremmende eigenschappen en een hele reeks andere effecten en wordt ook beschouwd als een natuurlijk antibioticum. Door zijn zoetheid vinden veel mensen het lekker en daarom is het bijzonder populair als huismiddeltje. Ik gebruik het alleen in kleine hoeveelheden

vanwege het hoge suikergehalte. De kwaliteit van de honing is cruciaal en daarom moeten we altijd kiezen voor een gecertificeerd natuurproduct.

De combinatie van kurkuma en honing wordt in het Engels ook wel "golden honey" genoemd en wordt beschouwd als een bijzonder krachtig natuurlijk antibioticum, hoewel wetenschappelijk bewijs daarvoor nog ontbreekt. Ik raad aan gouden honing te gebruiken voor lichte kwalen zoals de eerste dagen van een verkoudheid of spijsverteringsproblemen.

De bereiding is heel eenvoudig: ik meng een eetlepel kurkumapoeder met 100 gram honing. Ik voeg een snufje versgemalen peper toe. Vervolgens meng ik het mengsel met een lepel tot een homogene massa.

Dit mengsel kan de hele dag door worden ingenomen, afhankelijk van de symptomen. Voor lichte symptomen zoals het begin van een verkoudheid is 2 tot 3 maal daags 1 eetlepel voldoende. Bij ernstiger symptomen kan om de 2 uur een eetlepel worden ingenomen.

Als de symptomen verbeteren, kan de dosis langzaam worden verlaagd. Als de symptomen verergeren of als de symptomen in het algemeen ernstig zijn, raad ik aan een arts te raadplegen.

De kurkuma-honingpasta is ook geschikt voor uitwendig gebruik, vooral bij oppervlakkige brandwonden, kleine huidverwondingen en andere wonden. Hiervoor moet het getroffen gebied eerst worden gereinigd. Daarna kan de pasta worden aangebracht zoals een zalf. Let op: Kurkuma verkleurt textiel en andere materialen. Uit voorzorg moet de behandelde wond worden afgedekt met een verband. Bij het eerste gebruik of bij twijfel over de tolerantie raad ik altijd een huidtest aan om onnodige irritatie van de huid te voorkomen.

Jamu - het helende elixer uit Indonesië

Jamu is een traditionele, duizenden jaren oude geneeskrachtige drank uit Indonesië. Het is goudgeel en wordt gebruikt bij allerlei ziekten. Veel Indonesische mensen drinken regelmatig jamu omdat het ons energie zou geven, het immuunsysteem zou versterken, de maag zou reinigen en ons van vitaminen zou voorzien. De genezende drank zou ook koorts en pijnlijke ledematen verlichten, de bloedsomloop verbeteren, het cholesterolgehalte verlagen, menstruatiekrampen behandelen en nog veel meer. "Jamu" betekent "kruidengeneeskunde" en omvat een heel spectrum van remedies en methoden.

De Indonesische kruidengeneeskunde is sterk beïnvloed door de Indiase Ayurveda. Niettemin worden veel planten gebruikt die alleen in Indonesië groeien. Omdat de lokale plantensoorten in Indonesië van eiland tot eiland verschillen, verschillen de ingrediënten van jamu in hun productiemethoden en recepten afhankelijk van de regio. Traditioneel staan de recepten niet op schrift, maar worden ze van generatie op generatie doorgegeven.

De kleur van de heilzame drank is oranjegeel zoals de kleur van sinaasappel- of mangosap, maar het hoofdingrediënt is altijd kurkuma. Afhankelijk van hoe de jamu wordt verwerkt, verschillen de kleur en de smaak ervan door de verschillende ingrediënten. Jamu heeft een vrij sobere, bijna scherpe smaak en is alleen zoet als er suiker, honing of andere zoetstoffen aan te pas komen. Jamu wordt traditioneel ook gemaakt van andere natuurlijke plantaardige materialen zoals wortels, schors, zaden, bladeren, bloemen en vruchten. In sommige recepten worden echter ook dierlijke producten gebruikt, zoals melk, honing en eieren. Tegenwoordig zijn op internet talloze variaties te vinden en het is spannend om daarmee te experimenteren.

Veel Indonesiërs drinken jamu in kleine hoeveelheden preventief en in grotere hoeveelheden als ze ziek zijn. Inmiddels is het gezonde elixer uitgegroeid tot een moderne gezondheidsdrank van de yogi's en surfers op Bali. Daar is de drank te vinden in vele restaurants, gezondheidswinkels en plaatselijke straatverkopers. Ook in Europa is Jamu een trendy drankje geworden en wordt het in steeds meer restaurants en winkels aangeboden. Maar omdat de ingrediënten door verwerking en opslag hun werkzaamheid kunnen verliezen, raad ik aan jamu zoveel mogelijk zelf te maken. Ik gebruik een recept met ingrediënten die in ons land niet al te moeilijk te vinden zijn. Deze kunnen worden aangevuld met andere ingrediënten, afhankelijk van smaak en beschikbaarheid.

Ik gebruik altijd de verse knollen van kurkuma en gember als basis:

- 100 g kurkuma
- 50 g gember
- 2 tot 3 limoenen in de vorm van sap. Deze kunnen ook worden vervangen door citroenen, maar dan moet de hoeveelheid worden aangepast.
- Honing of ook bruine suiker, zoals die vaak in Indonesië wordt gebruikt
- 1 snufje peper
- Een paar snufjes tot 1 eetlepel kaneel, afhankelijk van de smaak: Kaneel geeft de jamu iets meer zoetheid. Daarom adviseer ik altijd voorzichtig te zijn met de suiker bij gebruik van kaneel.

De hoeveelheden kunnen worden aangepast aan persoonlijke voorkeuren.

Jamu wordt traditioneel ook bereid met galangal, een aan kurkuma en gember verwante wortelplant die vooral bekend is uit de Thaise keuken. Het limoensap kan ook worden vervangen door tamarindepasta, die voor de zure smaak zorgt.

Eerst was ik de kurkuma en gember grondig en dan schil en rasp ik ze. Daarna kook ik ze met ongeveer een liter water gedurende 15 tot 20 minuten.

Vervolgens laat ik de vloeistof een paar minuten afkoelen. Dan voeg ik de rest van de ingrediënten toe en meng ze met een mixer om de vloeistof zo homogeen mogelijk te maken. Daarna zeef ik de vezels. Om zoveel mogelijk voedingsstoffen uit de ingrediënten te halen, kunnen we voor het zeven ook een katoenen doek gebruiken in plaats van een zeef. Het gele elixer is klaar, dat we nu in glazen flessen kunnen vullen.

Jamu kan warm of koud met ijs worden gedronken. Voor de medische behandeling van bijvoorbeeld verkoudheid wordt warme inname aanbevolen. Het is een ideale immuunversterker in alle seizoenen. Een klein glas per dag is al voldoende als dagelijkse dosis.

Jamu kan in grotere hoeveelheden worden bereid en is enkele dagen houdbaar in glazen flessen in de koelkast. De ingrediënten verliezen echter aan kracht, wat ook te zien is aan de kleur, die dan zijn heldergele intensiteit verliest.

NATUURLIJK ANTIBIOTICUM ALS HUISMIDDELTJE - RECEPT

Een paar jaar geleden kwam ik dit recept voor een natuurlijk antibioticum tegen, dat ik sindsdien heb verfijnd en aangevuld. Dit natuurlijke antibioticum is sindsdien een waardevolle metgezel geworden in de strijd tegen infecties en verkoudheden en ondersteunt mijn immuunsysteem tijdens de lange wintermaanden. Het is gemakkelijk te maken en bevat veel ingrediënten die we toch al in de keuken hebben. Het basisrecept voor dit antibioticum zou zijn oorsprong vinden in het oude Europa. Het is echter enigszins uitgebreid met de toevoeging van kurkuma.

De bestanddelen van dit natuurlijke antibioticum zouden bacteriën en virussen bestrijden en ons immuunsysteem versterken. Daarnaast kan het ook effectief zijn tegen parasieten en schimmels. Het verbetert de bloedcirculatie en de lymfestroom. De werkzame bestanddelen leveren ons waardevolle sporenelementen en voedingsstoffen. Het geheim is niet zozeer de afzonderlijke ingrediënten, maar veeleer hun combinatie en het fermentatieproces. Door de interactie zouden deze uiteenlopende eigenschappen effectief zijn tegen talloze ziekteverwekkers.

Uiteraard is het volgende recept niet bedoeld voor levensbedreigende acute gevallen. Zoals met alle natuurlijke antibiotica adviseer ik in geval van ziekte eerst een arts te raadplegen. Ook omdat het natuurlijke antibioticum volgens het oorspronkelijke recept twee weken moet rijpen en wij het misschien niet zo snel bij de hand hebben. Aangezien de afzonderlijke ingrediënten echter ook in ongegiste - dus ongerijpte - vorm een antibiotische werking hebben, is het niet absoluut noodzakelijk het mengsel veertien dagen te laten staan. In acute gevallen kan het natuurlijke antibioticum dus altijd ongegist worden gebruikt - uiteraard niet als enige therapie, maar altijd alleen als aanvulling op de met de arts afgesproken therapie en natuurlijk alleen als deze geen bezwaar heeft tegen de extra inname van het natuurlijke antibioticum. Het is echter ook een ideaal preventiemiddel en ter ondersteuning van ons immuunsysteem.

Ik gebruik de volgende ingrediënten voor ongeveer 1 liter drank:

- 700 ml appelciderazijn (biologisch en natuurlijk troebel)
- 4-5 teentjes knoflook - pellen en fijnhakken
- Een kleine ui - schillen en in fijne blokjes snijden
- 2 verse pepers of paprika's - hoe heter hoe beter
- 4 el verse gember - wassen, schillen en fijn raspen

- 2 el verse mierikswortel - wassen, schillen en fijn raspen
- 2 el kurkuma - poeder of wortel fijn geraspt
- 1/2 theelepel zwarte peper uit de molen
- 2 eetlepels honing

De bereiding is super eenvoudig: behalve de appelciderazijn doe ik alle ingrediënten bij elkaar in een kom en meng ze grondig. Vervolgens giet ik het mengsel in een grote inmaakpot. Vervolgens giet ik de appelciderazijn erbij zodat de inhoud goed bedekt is. Dan sluit ik de pot en schud hem krachtig. Daarna zet ik de pot gedurende 2 weken op een koele en droge plaats en schud hem meerdere keren per dag.

Zo gaan de werkzame stoffen van de ingrediënten over in de azijn. Na twee weken giet ik de azijn in een fles. Om zoveel mogelijk vloeistof eruit te halen, raad ik aan het mengsel te zeven of door een katoenen doek te halen en het krachtig uit te knijpen. Al het sap moet uit de vaste ingrediënten komen.

Ik bewaar het overgebleven mengsel van ingrediënten in een blikje in de koelkast en gebruik het bij het koken, bijvoorbeeld voor saladedressings, groentepannen en soepen. Omdat de smaak erg intens en pittig is, gebruik ik het alleen in kleine hoeveelheden.

De vloeistof daarentegen is het zelfgemaakte natuurlijke antibioticum. Het hoeft, maar kan, niet in de koelkast bewaard worden en is hoe dan ook zeer lang houdbaar.

De toepassing

- Het mengsel is zeer sterk en kruidig! Wie in het algemeen geen pittig voedsel en specerijen goed verdraagt, moet dit natuurlijke antibioticum eerst in zeer kleine hoeveelheden op verdraagzaamheid testen en moet het misschien zonder doen.
- Vanwege de pikantheid wordt het natuurlijke antibioticum vaak verdund ingenomen: ik meng het met een beetje olijfolie of bouillon om de pikantheid te verminderen. Sommige mensen kunnen het natuurlijke antibioticum ook rechtstreeks innemen. Dit zou ideaal zijn omdat het het effect vergroot, vooral als er een infectie in de keel is.
- Ik adviseer dagelijks 1 el tot 1 likeurglas van het natuurlijke antibioticum om het immuunsysteem te versterken. De dosis kan dagelijks langzaam worden verhoogd van 1 el tot 1 likeurglas om het lichaam eraan te laten wennen.
- Om een ernstigere ziekte of infectie te bestrijden, raad ik vijf tot zes keer per dag 1 eetlepel van het antibioticamengsel aan. Dit uiteraard na overleg met de arts.

- Kinderen en zwangere vrouwen moeten de inname laten verduidelijken door de desbetreffende arts.
- Moeders die borstvoeding geven, moeten er rekening mee houden dat het sterke aroma van het natuurlijke antibioticum kan overgaan in de moedermelk, wat de zuigeling niet noodzakelijk lekker vindt. Ik raad daarom aan uw verloskundige of gynaecoloog te raadplegen alvorens het te gebruiken tijdens de borstvoeding.
- Het mengsel kan ook worden gebruikt om te gorgelen, bijvoorbeeld tegen keelpijn of infecties in de keel.
- Het natuurlijke antibioticamengsel kan ook in de keuken worden gebruikt als smaakmaker voor soepen en stoofschotels. Gemengd met olijfolie vormt het een heerlijke, gezonde dressing.

CONCLUSIE

Het onderwerp natuurlijke antibiotica biedt ongelooflijke mogelijkheden voor onze gezondheid. Het is nu tijd om de kennis te herontdekken die onze voorouders gedurende duizenden jaren hebben verzameld en ontwikkeld. De genezende kracht van de natuur is sinds mensenheugenis bekend en er zijn veel verschillende manieren om deze te gebruiken. Zo kunnen natuurlijke remedies waardevolle metgezellen zijn in het dagelijks leven en voor de zachte behandeling van ziekten. Omdat ze niet alleen kwalen bestrijden, maar ook ons immuunsysteem versterken, maken ze ons minder ziek. We kunnen ons er volledig mee beschermen en besparen ons zo het gebruik van chemische middelen en hun bijwerkingen. Door bewust om te gaan met de krachtige farmaceutische middelen en de helende stoffen uit de natuur, kunnen we dus van beide werelden profiteren.

Hoewel de wetenschap nog midden in het onderzoek zit en niet alle natuurlijke stoffen door studies zijn bevestigd, blijkt uit traditie en ervaring dat veilig gebruik mogelijk is bij veel middelen. Omdat ze nauwelijks bijwerkingen hebben, geen weerstand veroorzaken en ons lichaam versterken in plaats van verzwakken, worden ze steeds populairder. Steeds vaker wordt de klassieke orthodoxe geneeskunde gecombineerd met de positieve eigenschappen van de natuurgeneeskunde. Dat komt omdat zowel specialisten als patiënten beseffen dat natuurlijke geneeswijzen gewoon veel gezonder zijn en farmaceutische middelen alleen mogen worden gebruikt als de natuur niet meer kan helpen.

Voordat we onze toevlucht nemen tot zelfhulp, is het belangrijk te begrijpen waaraan we lijden, welke vormen van behandeling beschikbaar zijn en welke therapiemogelijkheden de arts heeft. Het juiste gebruik van natuurlijke middelen is altijd cruciaal. Want zoals we weten zijn natuurlijke antibiotica niet altijd geschikt. Om ons immuunsysteem te versterken en kleine kwaaltjes te behandelen, zijn veel remedies inderdaad ongevaarlijk en gemakkelijk te gebruiken. We moeten ons echter grondig informeren, bijwerkingen en interacties met andere geneesmiddelen verduidelijken en advies inwinnen. Het advies van medisch specialisten en apothekers is bijzonder nuttig. Een professionele en gerichte behandeling kan namelijk voorkomen dat de symptomen van de ziekte verergeren en maakt het in het beste geval onvermijdelijk om naar farmaceutische middelen te grijpen.

Natuurlijke middelen worden als zeer veilig beschouwd, maar omdat hun werkingsmechanismen ongelooflijk complex zijn, kan alleen een deskundige afwegen hoe zij in wisselwerking met ons organisme zouden kunnen werken en welk type behandeling zinvol is. Daarom kunnen we niet om een bezoek aan de arts heen als de symptomen van de ziekte zeer vergevorderd zijn. De arts zal een nauwkeurige diagnose stellen en beslissen of een behandeling met natuurlijke middelen nog volstaat of dat we onze toevlucht moeten nemen tot farmaceutische middelen. Zoals bekend kunnen natuurlijke geneesmiddelen de conventionele geneeskunde niet in alle gevallen vervangen, maar ze kunnen deze wel aanvullen. Ook als we al farmaceutische middelen gebruiken, moeten deze altijd worden opgenomen, omdat ze ons extra kunnen ondersteunen bij het genezingsproces en ons kunnen beschermen tegen de chemische stoffen. De arts kan ons vaak geweldig ondersteunen. Onze eigen kennis en ervaring helpen ons met hem uit te wisselen om tot een zo snel en duurzaam mogelijk herstel te komen.

Natuurlijke antibiotica zijn natuurlijk maar een klein onderdeel van de wereld van de natuurlijke remedies. Er zijn duizenden planten in de natuur met geneeskrachtige stoffen en zelfs planten zonder antibiotische werking zijn ongelooflijk waardevol. Zelfs in het dagelijks leven kunnen we zoveel bereiken als we gericht gebruik maken van helende en versterkende natuurlijke stoffen. Ik raad iedereen aan zich goed te laten voorlichten en adviseren, ermee te experimenteren en door eigen ervaringen een waardevolle rugzak aan kennis op te doen en met de remedies om te gaan.

Het onderwerp kan door zijn veelzijdigheid zeer complex zijn. Enerzijds staan ons talloze natuurlijke remedies en geneeswijzen ter beschikking, anderzijds vereist de toepassing ervan nogal wat onderzoek en persoonlijke verantwoordelijkheid. Tijdens het werken aan dit boek werd ik me daar opnieuw van bewust. Ik denk graag terug aan mijn eigen weg en zie hoe ver ik ben gekomen. Ik heb me gerealiseerd hoe belangrijk het is om je bewust te worden van je eigen houding ten opzichte van je gezondheid. Natuurlijk is het soms makkelijker om naar een chemisch middel te grijpen. Natuurlijk vergt het voor sommigen van ons een zekere inspanning om het gebruik van natuurlijke middelen in ons eigen dagelijks leven te integreren. De meesten van ons worden beïnvloed door het vanzelfsprekende gebruik van farmaceutische middelen en moeten zich misschien eerst realiseren hoe we ons gewoon gezonder kunnen voelen door onze denkwijze een beetje te veranderen. Als we daarin slagen, hebben we prachtige mogelijkheden om onszelf te helpen. Als we over de nodige achtergrondkennis beschikken, is het voor ons veel gemakkelijker om onze gezondheid in evenwicht te houden en ons veilig te voelen, zelfs als we farmaceutische middelen moeten gebruiken. Want we hebben de instrumenten om onze gezondheid daarna weer in balans te brengen.

Voor mij horen ze nu gewoon bij het leven. We hebben allemaal verschillende redenen om ermee om te gaan: Een langdurige of terugkerende ziekte, zoals mijn blaasontsteking. Een chronische ziekte die we op een nieuwe manier willen aanpakken. We willen misschien kijken welke mogelijkheden we hebben in geval van ziekte. Of gewoon om onze immuniteit en ons welzijn een boost te geven. Hoe dan ook, we hebben besloten onze gezondheid in eigen hand te nemen. Want als natuurlijke remedies, en vooral die met antibiotische stoffen, eenmaal deel uitmaken van ons leven, is het moeilijk voor te stellen hoe we ooit zonder die middelen hebben gekund, en dan zullen ze altijd de eerste keuze zijn.

Ik hoop dat mijn benaderingen en adviezen iedereen zullen helpen om wat meer natuurlijkheid in ons leven te integreren. Op dit pad wens ik u veel plezier en geduld en natuurlijk veel gezondheid.

VOND JE MIJN BOEK GOED?

Je hebt mijn boek gelezen en kent nu de mogelijkheden van natuurlijke antibiotica. En daarom vraag ik je nu om een kleine gunst. Recensies zijn een belangrijk onderdeel van elk product dat op Amazon wordt aangeboden. Het is een van de eerste dingen waar klanten naar kijken, en het is niet ongewoon dat recensies de doorslag geven om een product wel of niet te kopen. Deze factor wordt steeds belangrijker, vooral met het eindeloos grote aanbod van Amazon.

Als je mijn boek goed vond, zou ik je meer dan dankbaar zijn als je een recensie achterlaat. Schrijf gewoon kort wat je vooral leuk vond en wat je als eerste zou willen doen. Het duurt niet langer dan een paar minuten, dat beloof ik!

U kunt er zeker van zijn dat ik elke recensie persoonlijk lees, want het helpt me enorm om mijn boeken nog beter te maken en ze precies aan te passen aan uw wensen.

Daarom zeg ik tegen jullie:

HEEL ERG BEDANKT!

Jouw Evelyn

REFERENTIES

Natürliche Alternativen zu Antibiotika: ein Gesundheits-Ratgeber

von MacKenna, John, 2000

Die Top 5 Antibiotika aus der Natur: nie mehr Angst vor Resistenzen mit diesen pflanzlichen Geheimwaffen

1. Auflage, von Rossbach, Beate, 2019

Pflanzliche Antibiotika selbst gemacht: Heilen und vorbeugen mit Gewürzen und Kräutern

von Claudia, Ritter, 16.03.2017

Nahrung ist die beste Medizin: sensationelle Erkenntnisse über die Heilstoffe in unseren Lebensmitteln

von Carper, Jean, 1989

Einführung in die Methoden der pflanzlichen Antibiotikaforschung

von Köhler, Hedwig, 1956

Antibiotika: Meilensteine des medizinischen Fortschritts ; gesundheitliche und wirtschaftliche Aspekte von Pedroni, Gabriella Zweifel, Peter, 1984

Antibiotika-Fibel: rationale Antibiotikatherapie

3. Aufl., unter Beteiligung von Braun, Jörg, 2013

Antibiotika in der Praxis mit Hygieneratschlägen, 9., vollständig überarbeitete Auflage, von Frank, Uwe, 2011

Biochemie der Antibiotika: Struktur - Biosynthese - Wirkmechanismus ; mit 57 Tabellen, von Gräfe, Udo, 1992

Antibiotika - woher, wofür?

1. Aufl., von Bocker, Harald Thrum, Heinz, 1987

Pflanzliche Antibiotika richtig anwenden - Mit natürlichen Antibiotika Infektionen effektiv behandeln

Wanitschek, Anne und Vigl, Sebastian, Schlütersche, 2018

Asthma richtig behandeln – Alle wichtigen und ergänzenden Behandlungen – Das können Sie selbst tun

Rehms, Waltraud, Schlütersche, 2014

Pflanzliche Antibiotika (GU Ratgeber Gesundheit)

Siewert, Aruna M., Gräfe und Unzer Verlag, Kindle Edition, 2013

Natürliche Antibiotika: Pflanzliches Antibiotika selber machen, Natürliches Antibiotikum im Kampf gegen die zunehmende Antibiotikaresistenzen

Goldfing, Alessia, Kindle edition, 2018

Knoblauch: Grundlagen d. therapeutischen Anwendung von Allium sativum L

von Koch, Heinrich P Hahn, Gottfried, 1988

Kursbuch Naturheilverfahren: für die ärztliche Weiterbildung

von Adler Susanne;volger Eberhard;brinkhaus Benno, 27.04.2017

Wild- und Heilkräuter, Beeren & Pilze finden: Der Blitzkurs für Einsteiger

von Rudi, Beiser Maurice, Gliem Christine, Schneider, 13.06.2019

Die besten Hausmittel selbst gemacht: Kräutermedizin, Wickel und Heilsalben für die ganze Familie, von Engler, Elisabeth, 2018

Kurkuma: Die heilende Kraft der Zauberknolle

1. Aufl., von Oberbeil, Klaus, 2012

The Everything Guide to Aloe Vera for Health: Discover the Natural Healing Power of Aloe Vera

von Brandon, Britt, 2015

Universalheilmittel: Sanfte Unterstützung aus der Natur von Aloe vera bis Zitrone

1. Aufl., von Dalichow, Irene, 2012

Aloe ist keine Medizin: aber sie heilt

1. Aufl., von Zago, Romano Verlag, Jim Humble, 2013

https://www.pflanzliche-antibiotika.de

https://www.phytodoc.de

https://www.sanasearch.ch/de/blog/artikel/geschichte-der-naturheilkunde/

https://www.paracelsus.de/heilv/hippo.asp

https://m.focus.de/gesundheit/ratgeber/naturheilkunde/gesponsert/dhu-die-geschichte-der-heilpflanzen-von-hippokrates-bis-ins-20-jahrhundert_id_10916387.html

https://www.heilpraxisnet.de/naturheilkunde/natuerliche-antibiotika-anwendung-und-wirkung

https://www.br.de/themen/wissen/antibiotika-antibiotikum-multiresistente-keime-resistenzen-alternative-pflanzen-ersatz-100.html

https://www.businessinsider.de/wissenschaft/aetherische-oele-koennten-erreger-zuverlaessiger-toeten-als-antibiotika-2018-2/

https://www.bio-apo.de/ratgeber/naturheilmittel/natuerliches-antibiotikum/

https://www.bio-apo.de/ratgeber/naturheilmittel/natuerliches-antibiotikum/#easy-footnote-bottom-14-326

https://www.zentrum-der-gesundheit.de/natuerliche-antibiotika-selbst-hergestellt-ia.html

https://www.carstens-stiftung.de/artikel/pflanzliche-antibiotika-bei-infekten-co.html

https://www.scribd.com/document/333617420/Naturliche-Antibiotika-Vortrag

https://askabiologist.asu.edu/antibiotika-vs-bacterien

https://www.ncbi.nlm.nih.gov/pubmed/20616418

https://www.uniklinik-freiburg.de/fileadmin/mediapool/08_institute/rechtsmedizin/pdf/Addenda/2016/SchwarzerKnoblauch.pdf

https://www.ncbi.nlm.nih.gov/pmc/articles/PMC4103721/

https://www.ncbi.nlm.nih.gov/pubmed/22313307

https://www.schmerztherapie-dresden.de/heilkraeuter-im-alten-aegypten/

https://www.sonnenapotheke-mittweida.de/apotheke/ratgeber/41.htm

https://rp-online.de/leben/gesundheit/medizin/grippe/natuerliche-antibiotika-gegen-halsschmerzen-und-co_aid-14438885

https://www.zentrum-der-gesundheit.de/knoblauch.html

https://www.heilkraeuter-infos.de/gesundheit-naturheilkunde/natuerliche-antibiotika-heilkraeuter-mit-antibiotischen-kraeften/

https://flexikon.doccheck.com/de/Antibiotikum

https://www.patienten-information.de/kurzinformationen/antibiotikaresistenzen

https://www.vital.de/natuerlich-heilen/artikel/antibiotika-aus-der-natur#seite3

https://www.bach-blueten-portal.de/knoblauch/

https://www.vitalstoffmedizin.ch

www.heilkraeuter.de/lexikon/thymian.htm

www.kraeuter-verzeichnis.de/kraeuter/Thymian.htm

www.natur-lexikon.com/Texte/MZ/004/00326-Feld-Thymian/mz00326-Quendel.html

http://www.arzneipflanzenlexikon.info/kurkuma.php

https://www.kurkuma-wurzel.info/

https://indojunkie.com/naturheilkunde-indonesien-jamu-kunyit-medzin/

https://www.ayurveda-klinik.de/curcuma/

https://www.uniklinik-freiburg.de/fileadmin/mediapool/08_institute/rechtsmedizin/pdf/Addenda/2016/Kurkuma_-_Wissenschaftliche_Zusammenfassung_2015.pdf

https://www.apotheken-umschau.de/heilpflanzen/kurkuma

https://www.online-gesundheitskongress.de/wp-content/uploads/2017/11/Rezepte-f%C3%BCr-Antibiotika-aus-der-eigenen-K%C3%BCche.pdf

https://www.kurkuma-superfood.info/dosierung-anwendung

https://www.heilpraxisnet.de/naturheilpraxis/gesundheit-kurkuma-kann-magen-darm-beschwerden-und-rheuma-schmerzen-lindern-20191201503000

BOEK AANBEVELINGEN

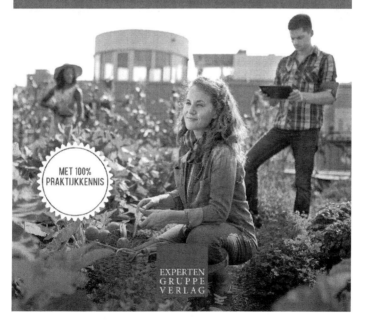

Zelfvoorzienend leven voor beginners – Hoe we meer zelfredzaamheid kunnen bereiken in levensplanning, huisvesting, voedsel- en energievoorziening en zelfvoorzienend kunnen worden.

De eenzame berghut in de bossen van Canada - volledige afzondering, een toevluchtsoord voor de stress van onze losgeslagen wereld. Wie droomt er niet af en toe van volledige onafhankelijkheid in het leven en leven met de natuur in plaats van ertegen?

Zou het niet geweldig zijn als je je leven zou kunnen richten op meer zelfvoorziening om duurzamer en minimaler te leven?

Deze gids leert je de basis van zelfvoorzienend leven en zelfredzaamheid. Je krijgt een gids om je leven opnieuw af te stemmen op jouw normen en duurzamer te leven. Krijg meer controle en onafhankelijkheid in je leven en word gelukkiger en meer vervuld in alles wat je doet.

Koop dit boek vandaag nog en leer...

- ... wat zelfvoorzienend leven betekent,
- ... wat je nodig hebt om zelfvoorzienend te worden.
- ... en hoe je meer zelfvoorziening kunt bereiken op alle gebieden van je leven.

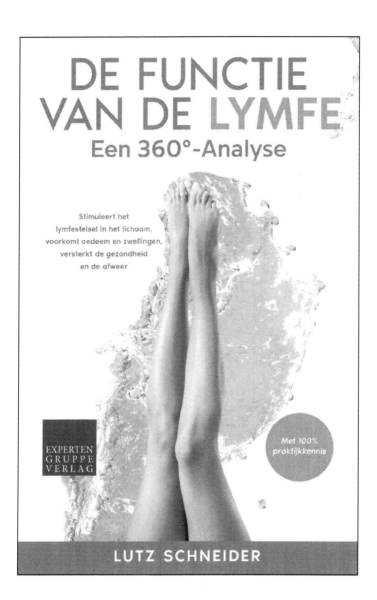

De functie van de lymfe – Een 360°-analyse –
Stimuleert het lymfestelsel in het lichaam, voorkomt oedeem en zwellingen, versterkt de gezondheid en de afweer

Ons lichaam bevat bijna twee keer zoveel lymfevocht als bloed en toch weten maar weinig mensen wat lymfe is en waar het goed voor is. Pas als er iets mis is, gaan we aan de lymfe denken.

Wilt u weten wat de lymfe is en welke grote rol zij speelt in ons lichaam? En hoe u de werking ervan kunt verbeteren door een andere levensstijl, gezonde voeding en lichaamsbeweging, en misschien zelfs lymfoedeem kunt voorkomen?

Met deze gids stellen wij u niet alleen in staat het lymfestelsel te leren kennen, maar ook problemen vroegtijdig te herkennen en tegen te gaan. Centraal staan oplossingen die buiten het domein van de klassieke geneeskunde liggen.

Koop dit boek vandaag nog en leer ...

- ... wat de lymfe werkelijk is,
- ... welke behandelingsmogelijkheden er zijn voor problemen
- ... en hoe je grote verbeteringen kunt bereiken door je levensstijl te veranderen.

EVELYN SCHNEIDER-MARK

PIJNAPPELKLIER
EEN 360° -ANALYSE

VELDVERSLAG OVER HET ONTKALKEN, REINIGEN,
ONTGIFTEN EN ACTIVEREN VAN HET DERDE OOG

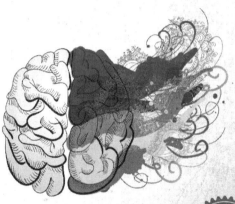

MET 100%
PRAKTIJKKENNIS

EXPERTEN
GRUPPE
VERLAG

Pijnappelklier - Een 360°-analyse – Veldverslag over het ontkalken, reinigen, ontgiften en activeren van het derde oog

We zijn uitgerust met een prachtig klein orgaan in onze hersenen waarvan de functies overweldigend zijn. Wie had gedacht dat ons zielenleven, ons bewustzijn zo weinig ruimte inneemt?

Het samenspel van hormonen en neurotransmitters in onze pijnappelklier is zo indrukwekkend, ons hele natuurlijke ritme en regeneratieproces wordt zo gestuurd, dromen en spirituele ervaringen worden hier geboren en ons bewustzijn wordt er gestuurd.

Zou het niet geweldig zijn als je dit orgaan zou kunnen trainen en beïnvloeden om je bewustzijn te verruimen en je omgeving veel duidelijker waar te nemen?

Zou het niet geweldig zijn als je door een paar eenvoudige veranderingen in je leven je bewustzijn aanzienlijk zou kunnen verruimen?

In deze gids worden de wetenschappelijke principes van de pijnappelklier uitgelegd en hoe je je "derde oog" optimaal kunt activeren.

AFDRUK

©2023, Evelyn Schneider-Mark

1e editie

Alle rechten voorbehouden. Niets uit dit werk mag in enige vorm of op enige wijze worden gereproduceerd. Niets uit dit werk mag worden gereproduceerd, gedupliceerd of gedistribueerd in welke vorm dan ook zonder schriftelijke toestemming van de auteur of uitgever. Uitgever: GbR, Martin Seidel en Corinna Krupp, Bachstraße 37, 53498 Bad Breisig, e-mail: info@expertengruppeverlag.de, omslagfoto: www.depositphoto.com. Alle hier gepresenteerde inhoud dient uitsluitend voor neutrale informatiedoeleinden. Ze vormen geen aanbeveling of promotie van de beschreven of vermelde methoden. Dit boek maakt geen aanspraak op volledigheid, noch kan de actualiteit en nauwkeurigheid van de hier gepresenteerde informatie worden gegarandeerd. Dit boek vervangt geenszins het professionele advies en de zorg van een arts. De auteur en de uitgevers aanvaarden geen aansprakelijkheid voor enig ongemak of schade als gevolg van het gebruik van de hier gepresenteerde informatie.

Printed in Poland
by Amazon Fulfillment
Poland Sp. z o.o., Wrocław